中医歌诀白话解丛书

U0206395

长沙方歌括

白话解

（第二版）

总主编　郭　栋

编　著　曲　夷　乔明琦　贾延利

中国健康传媒集团

中国医药科技出版社

内 容 提 要

　　清代著名医家陈修园著《长沙方歌括》，将张仲景《伤寒论》中方剂的组成、功效主治、药物剂量及煎服方法等用歌诀的形式编写出来，为后世学医者学习《伤寒论》提供了很大的帮助。

　　本书是《长沙方歌括白话解》的第二版。为方便现代读者学习、应用《伤寒论》经方，全书结合《伤寒论》原文对歌括内容加以解析，既保留了《伤寒论》的原文，又概括了现代临床应用经方的规律。内容丰富，语意通俗，可供中医及广大中医爱好者学习参考。

图书在版编目（CIP）数据

　　长沙方歌括白话解/曲夷，贾延利编著.—2版.—北京：中国医药科技出版社，2016.2
　　（中医歌诀白话解丛书/郭栋，乔明琦主编）
　　ISBN 978-7-5067-8080-3

　　Ⅰ.①长… Ⅱ.①曲…②贾… Ⅲ.①《伤寒杂病论》-方歌-译文-中国-清代 Ⅳ.①R222.27

　　中国版本图书馆 CIP 数据核字（2015）第 315657 号

美术编辑　陈君杞
版式设计　郭小平

出版　**中国健康传媒集团**｜**中国医药科技出版社**
地址　北京市海淀区文慧园北路甲 22 号
邮编　100082
电话　发行：010-62227427　邮购：010-62236938
网址　www.cmstp.com
规格　880×1230mm ¹⁄₃₂
印张　6
字数　111 千字
初版　2012 年 6 月第 1 版
版次　2016 年 2 月第 2 版
印次　2021 年 2 月第 4 次印刷
印刷　三河市百盛印装有限公司
经销　全国各地新华书店
书号　ISBN 978-7-5067-8080-3
定价　**19.80 元**

版权所有　盗版必究
举报电话：010-62228771
本社图书如存在印装质量问题请与本社联系调换

再版前言

　　清代著名医家陈修园著《长沙方歌括》，将张仲景《伤寒论》中方剂的组成、功效主治、药物剂量及煎服方法等用歌诀的形式编写出来，为后世学医者学习《伤寒论》提供了很大的帮助。由于原书为古文所写，对现代初学中医的人来说，还有不易理解之处，为此，山东中医药大学中医学院的学科带头人与专业骨干一起，对原书逐字逐句地加以注释和白话解。注释简明扼要，白话解通俗易懂，以期让读者能更便利地了解原文的精髓。对学习和理解原书起到非常重要的辅助作用。

　　本书自 2012 年上市之后，深受读者的欢迎，经多次重印，仍供不应求，是大中专院校师生必备的简明中医实用读物。

　　本次修订，在初版的基础上，进一步完善白话解的内容，力求译文更加准确，更能反映原文的主旨。同时，为了提升读者的阅读感受，本次修订在装帧和纸张的选择上做了全新的设计。经过这些细节的打磨，本书更加实用，易学易记，可供中医爱好者、中医院校师生及中医临床工作者学习使用。

编　　者

2016 年 1 月

前　言

　　张仲景为东汉末年著名医家，所著《伤寒杂病论》，经后世医家整理编次，分为《伤寒论》《金匮要略》两部，为中医四大经典著作之一，是历代学医者必读的重要典籍。据唐·甘伯宗所著《名医录》记载张仲景曾"官至长沙太守"。后世即以"长沙"代指张仲景。

　　《长沙方歌括》于1803年，由清代著名医家陈修园完成。该书对张仲景《伤寒论》中的方剂以歌诀的方式总结、整理。概括了经方的药物组成、药量、煎服法、主治证候特点等。虽言简意赅便于诵读，却难免因文辞简约，给初学者理解领悟带来困难。

　　本书结合《伤寒论》原文对歌括内容加以解析。特设置【歌括】【注释】【白话解】【用量用法】【方药分析】【方剂功效】【适应证候】【禁忌证候】【临床应用】九部分内容：【注释】对歌诀中难解字词加以解释；【白话解】顺文释义，以直译为主，为使语句连贯对部分内容结合意译，进行补充；【用量用法】节选《伤寒论》原文方后注中的相关内容，部分内容较多、涉及多段条文者，加小标题归类；【方药分析】分析药物功效，组方思路；【方剂功效】简要概括方剂功用；【适应证候】对《伤寒论》中该方的主治病证进行归类整理，相关伤寒原文附于后，以便对照；【禁忌证候】参照伤寒原文概括禁忌证候，原文未提及者，此项空缺；【临床应用】概括该方临床应用规律，主治病证特点。

　　本书依据《长沙方歌括》（上海科学技术出版社，1963年第一版）为蓝本。所引《伤寒论》原文参照刘渡舟教授等撰写的《伤寒论校注》本（人民卫生出版社，1991年第一版），条文编号亦采用于此。此版本为近年全国统编《伤寒论》教材主要参照版本。陈修园撰写该歌括参照的《伤寒论》版本与之有多处不同，为遵从原作，只在注释部分提示，未作修改。另外，歌括中出现的药量采用汉代度量衡制，与现代药量的折算方法以附录形式列于书末。

　　本书因编者水平所限，难免错漏，敬请斧正！

编者
2012年3月

目　录

长沙方歌括原文

卷 一

太 阳 方

桂枝汤

项强头痛汗憎风，桂芍生姜三两同。

枣十二枚甘二两，解肌还藉粥之功。

桂枝加葛根汤

葛根四两走经输，项背几几反汗濡。

只取桂枝汤一料，加来此味妙相须。

桂枝加附子汤

汗因过发漏漫漫，肢急常愁伸屈难。

尚有尿难风又恶，桂枝加附一枚安。

桂枝去芍药汤、桂枝去芍药加附子汤

桂枝去芍义何居，胸满阴弥要急除。

若见恶寒阳不振，更加附子一枚俱。

桂枝麻黄各半汤

桂枝一两十六铢，甘芍姜麻一两符。

杏廿四枚枣四粒，面呈热色痒均驱。

桂枝二麻黄一汤

一两六铢芍与姜，麻铢十六杏同行。

桂枝一两铢十七，草两二铢五枣匡。

白虎加人参汤

服桂渴烦大汗倾，液亡肌腠洞阳明。

膏斤知六参三两，二草六粳米熟成。

桂枝二越婢一汤

桂芍麻甘十八铢，生姜一两二铢俱。

膏铢廿四四枚枣，要识无阳旨各殊。

桂枝去桂加茯苓白术汤

术芍苓姜三两均，枣须十二效堪珍。

炙甘二两中输化，水利邪除立法新。

甘草干姜汤

心烦脚急理须明，攻表误行厥便成。

二两炮姜甘草四，热因寒用奏功宏。

芍药甘草汤

芍甘四两各相均，两脚拘挛病在筋。

阳旦误投热气烁，苦甘相济即时伸。

调胃承气汤

调和胃气炙甘功，硝用半升地道通。

草二大黄四两足，法中之法妙无穷。

四逆汤

生附一枚两半姜，草须二两少阴方。

建功姜附如良将，将将从容藉草匡。

卷 二

太阳方

葛根汤

四两葛根三两麻，枣枚十二效堪嘉。

桂甘芍二姜三两，无汗憎风下利夸。

葛根加半夏汤

二阳下利葛根夸，不利旋看呕逆嗟。

须取原方照分两，半升半夏洗来加。

葛根黄芩黄连汤

二两连芩二两甘，葛根八两论中谈。

喘而汗出脉兼促，误下风邪利不堪。

麻黄汤

七十杏仁三两麻，一甘二桂效堪夸。

喘而无汗头身痛，温覆休教粥到牙。

大青龙汤

二两桂甘三两姜，膏如鸡子六麻黄。

枣枚十二五十杏，无汗烦而且躁方。

小青龙汤

桂麻姜芍草辛三，夏味半升记要谙。

表不解兮心下水，咳而发热句中探。

桂枝加厚朴杏子汤

下后喘生及喘家，桂枝汤外更须加。

朴加二两五十杏，此法微茫未有涯。

干姜附子汤

生附一枚一两姜，昼间烦躁夜安常。

脉微无表身无热，幸藉残阳未尽亡。

桂枝加芍药生姜各一两人参三两新加汤

汗后身疼脉反沉，新加方法轶医林。

方中姜芍还增一，三两人参义蕴深。

麻黄杏仁甘草石膏汤

四两麻黄八两膏，二甘五十杏同熬。

须知禁桂为阳盛，喘汗全凭热势操。

桂枝甘草汤

桂枝炙草取甘温，四桂二甘药不烦。

叉手冒心虚已极，汗多亡液究根源。

茯苓桂枝甘草大枣汤

八两茯苓四桂枝，炙甘四两悸堪治。

枣推十五扶中土，煮取甘澜两度施。

厚朴生姜半夏甘草人参汤

厚朴半斤姜半斤，一参二草亦须分。

半升夏最除虚满，汗后调和法出群。

茯苓桂枝白术甘草汤

病因吐下气冲胸，起则头眩身振从。

茯四桂三术草二，温中降逆效从容。

芍药甘草附子药

一枚附子胜灵丹，甘芍平行三两看。

汗后恶寒虚故也，经方秘旨孰能攒。

茯苓四逆汤

生附一枚两半姜，二甘六茯一参当。

汗伤心液下伤肾，肾躁心烦得媾昌。

五苓散

猪术茯苓十八铢，泽宜一两六铢符。

桂枝半两磨调服，暖水频吞汗出苏。

茯苓甘草汤

汗多不渴此方求，又治伤寒厥悸优。

二桂一甘三姜茯，须知水汗共源流。

卷 三

太阳方

栀子豉汤

　　　　山栀香豉治何为，烦恼难眠胸窒宜。

　　　　十四枚栀四合豉，先栀后豉法煎奇。

栀子甘草豉汤、栀子生姜豉汤

　　　　栀豉原方效可夸，气羸二两炙甘加。

　　　　若加五两生姜入，专取生姜治呕家。

栀子厚朴汤

　　　　朴须四两枳四枚，十四山栀亦妙哉。

　　　　下后心烦还腹满，止烦泄满效兼该。

栀子干姜汤

　　　　十四山栀二两姜，以丸误下救偏方。

　　　　微烦身热君须记，辛苦相需尽所长。

真武汤

生姜芍茯数皆三，二两白术一附探。

便短咳频兼腹痛，驱寒镇水与君谈。

加减歌曰：咳加五味要半升。干姜细辛一两具；小便若利恐耗津，须去茯苓肾始固；下利去芍加干姜，二两温中能守住；若呕去附加生姜，足前须到半斤数。

小柴胡汤

柴胡八两少阳凭，枣十二枚夏半升。

三两姜参芩与草，去渣重煎有奇能。

加减歌曰：胸烦不呕除夏参，蒌实一枚应加煮，若渴除夏加人参，合前四两五钱与；楼根清热且生津，再加四两功更钜；腹中痛者除黄芩，芍加三两对君语；胁下痞硬大枣除，牡蛎四两应生杵；心下若悸尿不长，除芩加茯四两侣；外有微热除人参，加桂三两汗休阻；咳除参枣并生姜，加入干姜二两许；五味半升法宜加，温肺散寒力莫御。

小建中汤

建中即是桂枝汤，倍芍加饴绝妙方。

饴取一升六两芍，悸烦腹痛有奇长。

大柴胡汤

八柴四枳五生姜，芩芍三分二大黄。

半夏半升十二枣，少阳实证下之良。

柴胡加芒硝汤

小柴分两照原方，二两芒硝后入良。

误下热来日晡所，补兼荡涤有奇长。

桃仁承气汤

五十桃仁四两黄，桂硝二两草同行。

膀胱热结如狂证，外解方攻用此汤。

柴胡加龙骨牡蛎汤

参苓龙牡桂丹铅，苓夏柴黄姜枣全。

枣六余皆一两半，大黄二两后同煎。

桂枝去芍药加蜀漆牡蛎龙骨救逆汤

桂枝去芍已名汤，蜀漆还加龙牡藏。

五牡四龙三两漆，能疗火劫病惊狂。

桂枝加桂汤

气从脐逆号奔豚，汗为烧针启病源。

只取桂枝汤本味，再加二两桂枝论。

桂枝甘草龙骨牡蛎汤

二甘一桂不雷同，龙牡均行二两通。

火逆下之烦躁起，交通上下取诸中。

抵当汤

大黄三两抵当汤，里指任冲不指胱。

虻蛭桃仁各三十，攻其血下定其狂。

抵当丸

卅五桃仁三两黄，蛀虫水蛭廿枚详。

捣丸四个煎宜一，有热尿长腹满尝。

大陷胸丸

大陷胸丸法最超，半升葶苈杏硝调。

项强如痉君须记，八两大黄取急消。

大陷胸汤

一钱甘遂一升硝，六两大黄力颇饶。

日晡热潮腹痛满，胸前结聚此方消。

小陷胸汤

按而始痛病犹轻，脉络凝邪心下成。

夏取半升连一两，瓜蒌整个要先烹。

文蛤散

水渍原逾汗法门，肉中粟起更增烦。

意中思水还无渴，文蛤磨调药不繁。

白散

巴豆熬来研似脂，只须一分守成规。

更加桔贝均三分，寒实结胸细辨医。

卷 四

太 阳 方

柴胡桂枝汤

小柴原方取半煎，桂枝汤入复方全。

阳中太少相因病，偏重柴胡作仔肩。

柴胡桂枝干姜汤

八柴二草蛎干姜，芩桂宜三栝四尝。

不呕渴烦头汗出，少阳枢病要精详。

半夏泻心汤

三两姜参炙草芩，一连痞证呕多寻。

半升半夏枣十二，去滓重煎守古箴。

十枣汤

大戟芫花甘遂平，妙将十枣煮汤行。

中风表证全除尽，里气未和此法程。

大黄黄连泻心汤

　　　痞证分歧辨向趋，关浮心痞按之濡。

　　　大黄二两黄连一，麻沸汤调病缓驱。

附子泻心汤

　　　一枚附子泻心汤，一两连芩二大黄。

　　　汗出恶寒心下痞，专煎轻渍要参详。

生姜泻心汤

　　　汗余痞证四生姜，芩草人参三两行。

　　　一两干姜枣十二，一连半夏半升量。

甘草泻心汤

　　　下余痞作腹雷鸣，甘四姜芩三两平。

　　　一两黄连半升夏，枣枚十二擘同烹。

赤石脂禹余粮汤

　　　赤石余粮各一斤，下焦下利此汤欣。

　　　理中不应宜斯法，炉底填来得所闻。

旋覆代赭汤

　　　五两生姜夏半升，草旋三两噫堪凭。

　　　人参二两赭石一，枣十二枚力始胜。

桂枝人参汤

　　　人参汤即理中汤，加桂后煎痞利尝。

　　　桂草方中皆四两，同行三两术参姜。

瓜蒂散

病在胸中气分乖，咽喉息碍痰难排。

平行瓜豆还调豉，寸脉微浮涌吐佳。

黄芩汤、黄芩加半夏生姜汤

枣枚十二守成箴，二两芍甘三两芩。

利用本方呕加味，姜三夏取半升斟。

黄连汤

腹疼呕吐藉枢能，二两参甘夏半升。

连桂干姜各三两，枣枚十二妙层层。

桂枝附子汤

三姜二草附枚三，四桂同投是指南。

大枣方中十二粒，痛难转侧此方探。

桂枝附子去桂加白术汤

大便若硬小便通，脉涩虚浮湿胜风。

即用前方须去桂，术加四两有神功。

甘草附子汤

术附甘兮二两平，桂枝四两亦须明。

方中主药推甘草，风湿同驱要缓行。

白虎汤

阳明白虎辨非难，难在阳邪背恶寒。

知六膏斤甘二两，米加六合服之安。

炙甘草汤

结代脉须四两甘，枣枚三十桂姜三。

半升麻麦一斤地，二两参胶酒水涵。

卷 五

太阳方

大承气汤

> 大黄四两朴半斤，枳五硝三急下云。
>
> 朴枳先熬黄后入，去渣硝入火微熏。

小承气汤

> 朴二枳三四两黄，小承微结好商量。
>
> 长沙下法分轻重，妙在同煎切勿忘。

猪苓汤

> 泽胶猪茯滑相连，咳呕心烦渴不眠。
>
> 煮好去渣胶后入，育阴利水法兼痊。

蜜煎导方、猪胆汁方

> 蜜煎熟后样如饴，温纳肛门法本奇。
>
> 更有醋调胆汁灌，外通二法审谁宜。

茵陈蒿汤

　　　　二两大黄十四栀，茵陈六两早煎宜。

　　　　身黄尿短腹微满，解自前阴法最奇。

麻仁丸

　　　　一升杏子二升麻，枳芍半斤效可夸。

　　　　黄朴一斤丸饮下，缓通脾约是专家。

栀子柏皮汤

　　　　里郁业经向外驱，身黄发热四言规。

　　　　草须一两二黄柏，十五枚栀不去皮。

麻黄连翘赤小豆汤

　　　　黄病姜翘二两麻，一升赤豆梓皮夸。

　　　　枣须十二能通窍，四十杏仁二草嘉。

少阳方

小柴胡汤

　　　　（本论无方。此方列于太阳篇中。）

太阴方

桂枝加芍药汤、桂枝加大黄汤

　　　　桂枝倍芍转输脾，泄满升邪止痛宜。

　　　　大实痛因反下误，黄加二两下无疑。

少 阴 方

麻黄附子细辛汤

麻黄二两细辛同，附子一枚力最雄。

始得少阴反发热，脉沉的证奏奇功。

麻黄附子甘草汤

甘草麻黄二两佳，一枚附子固根荄。

少阴得病二三日。里证全无汗岂乖。

黄连阿胶汤

四两黄连三两胶，二枚鸡子取黄敲。

一芩二芍心烦治，更治难眠睫不交。

附子汤

生附二枚附子汤，术宜四两主斯方。

芍苓三两人参二，背冷脉沉身痛详。

桃花汤

一升粳米一斤脂，脂半磨研法亦奇。

一两干姜同煮服，少阴脓血是良规。

吴茱萸汤

升许吴萸三两参，生姜六两救寒侵。

枣投十二中宫主，吐利头疼烦躁寻。

猪肤汤

斤许猪肤斗水煎，水煎减半滓须捐。

再投粉蜜熬香服，烦利咽痛胸满全。

甘草汤

甘草名汤咽痛求，方教二两不多收。

后人只认中焦药，谁识少阴主治优。

桔梗汤

甘草汤投痛未瘥，桔加一两莫轻过。

奇而不效须知偶，好把经文仔细哦。

苦酒汤

生夏一枚十四开，鸡清苦酒搅几回。

刀环捧壳煎三沸，咽痛频吞绝妙哉。

半夏散及汤

半夏桂甘等分施，散须寸匕饮调宜。

若煎少与当微冷，咽痛求枢法亦奇。

白通汤、白通加猪胆汁汤

葱白四茎一两姜，全枚生附白通汤。

脉微下利肢兼厥，干呕心烦胆尿襄。

通脉四逆汤

一枚生附草姜三，招纳亡阳此指南。

外热里寒面赤厥，脉微通脉法中探。

加减歌曰：面赤加葱茎用九，腹痛去葱真好手。葱去换芍二两加，呕者生姜二两偶，咽痛去芍桔须加。桔梗一两循经走，脉若不出二两参，桔梗丢开莫掣肘。

四逆散

枳甘柴芍数相均，热厥能回察所因。

白饮和匀方寸匕，阴阳顺接用斯神。

加减歌曰：咳加五味与干姜，五分平行为正路；下利之病照此加，辛温酸收两相顾；悸者桂枝五分加，补养心虚为独步；小便不利加茯苓，五分此法为法度；腹中痛者里气寒，炮附一枚加勿误，泄利下重阳郁求；薤白三升水煮具，水用五升取三升，去薤纳散寸匕数；再煮一升有半成，分温两服法可悟。

卷 六

厥 阴 方

乌梅丸

　　　　六两柏参桂附辛，黄连十六厥阴遵。

　　　　归椒四两梅三百，十两干姜记要真。

当归四逆汤、当归四逆加吴茱萸生姜汤

　　　　三两辛归桂芍行，枣须廿五脉重生。

　　　　甘通二两能回厥，寒入吴萸姜酒烹。

麻黄升麻汤

　　　　两半麻升一两归，六铢苓术芍冬依。

　　　　膏姜桂草同分两，十八铢兮苓母萎。

干姜黄芩黄连人参汤

　　　　芩连苦降藉姜开，济以人参绝妙哉。

　　　　四物平行各三两，诸凡拒格此方该。

白头翁汤

三两黄连柏与秦，白头二两妙通神。

病缘热利时思水，下重难通此药珍。

霍乱方

四逆加人参汤

四逆原方主救阳，加参一两救阴方。

利虽已止知亡血，须取中焦变化乡。

理中丸

吐利腹疼用理中，丸汤分两各三同。

术姜参草刚柔济，服后还余啜粥功。

加减歌曰：脐上筑者白术忌，去术加桂四两治；吐多白术亦须除，再加生姜三两试；若还下多术仍留，输转之功君须记；悸者心下水气凌，茯苓二两堪为使；渴欲饮水术多加，共投四两五钱饵；腹中痛者加人参，四两半分足前备；寒者方内加干姜，其数亦与加参类；腹满应将白术删，加附一枚无剩义；服如食顷热粥尝，戒勿贪凉衣被实。

通脉四逆加猪胆汁汤

生附一枚三两姜，炙甘二两玉函方。

脉微内竭资真汁，猪胆还加四合襄。

阴阳易差后劳复方

烧裈散

近阴裆裤剪来烧，研末还须用水调。

同气相求疗二易。长沙无法不翘翘。

枳实栀子豉汤

一升香豉枳三枚，十四山栀复病该。

浆水法煎微取汗，食停还藉大黄开。

牡蛎泽泻散

病瘥腰下水偏停，泽泻楼根蜀漆葶。

牡蛎商陆同海藻，捣称等分饮调灵。

竹叶石膏汤

三参二草一斤膏，病后虚羸呕逆叨。

粳夏半升叶二把，麦门还配一升熬。

长沙方歌括白话解

卷　一

太阳方

桂枝汤

【歌括】　项强^①头痛汗憎风，桂芍生姜三两同。

枣十二枚甘二两，解肌^②还藉粥之功。

【注释】①项强：强（jiàng），强直不柔和。项强，即后项部强直不舒。

②解肌：即解表。五体之中，皮、肌属表。而肌在皮之里。太阳主营卫，营在卫之里。肌与营相应，提示桂枝汤有和营之功，以与麻黄汤相别。

【白话解】桂枝汤主治以头痛项强、汗出、恶风寒、发热等为主症的太阳中风证。其药物组成为桂枝、芍药、生姜各三两，大枣十二枚，炙甘草二两。解表还须借用药后喝热稀粥，可助药力，以更好地发挥本方发汗解表之功。

【用量用法】桂枝汤方

桂枝三两（去皮）　　芍药三两　甘草二两（炙）　　生姜三两（切）
大枣十二枚（擘）

上（原作"右"，现改。下同）五味，呋咀三味，以水七
升，微火煮取三升，去滓，适寒温，服一升。

【注意事项】①药后啜粥。"服已须臾，啜热稀粥一升余，
以助药力。"

②温覆微汗。"温覆令一时许，遍身漐漐微似有汗者益佳，
不可令如水流漓，病必不除。"

③获效停药。"若一服汗出病差，停后服，不必尽剂。"

④无汗续服。"若不汗，更服依前法。又不汗，后服小促
其间，半日许，令三服尽。若病重者，一日一夜服，周时观
之。服一剂尽，病证犹在者，更作服。若汗不出，乃服至二
三剂。"

⑤服药忌口。"禁生冷、黏滑、肉面、五辛、酒酪、臭恶
等物。"

⑥初次服药后未作汗，症状未见减轻者，可针药并用。
"太阳病，初服桂枝汤，反烦不解者，先刺风池、风府，却与
桂枝汤则愈。"（24）

【方药分析】桂枝辛温，解肌祛风，以治卫强。芍药苦泄，
和营益阴，以治荣弱。二者相伍，有调和营卫之功。生姜辛
散，以助桂枝散邪；大枣甘温，以助芍药养阴。炙甘草调和诸
药。其功效，正如柯韵伯云："此为仲景群方之冠，乃滋阴和
阳，调和营卫，解肌发汗之总方也"。

【方剂功效】解肌祛风，调和营卫。

【适应证候】①太阳中风证。"太阳中风，阳浮而阴弱，阳浮者，热自发，阴弱者，汗自出，啬啬恶寒，淅淅恶风，翕翕发热，鼻鸣干呕者，桂枝汤主之。"（12）"太阳病，头痛发热，汗出恶风，桂枝汤主之。"（13）"太阳病，发热汗出者，此为荣弱卫强，故使汗出，欲救邪风者，宜桂枝汤。"（95）

②太阳病发汗或误治后，表证仍在者。"太阳病，下之，其气上冲者，可与桂枝汤，方用前法。若不上冲者，不得与之。"（15）"太阳病，外证未解，脉浮弱者，当以汗解，宜桂枝汤。"（42）"太阳病，先发汗不解，而复下之，脉浮者不愈。浮为在外，而反下之，故令不愈。今脉浮，故在外，当须解外则愈，宜桂枝汤。"（45）"伤寒发汗已解，半日许复烦，脉浮数者，可更发汗，宜桂枝汤。"（57）

③杂病营卫不和致自汗、发热证。"病常自汗出者，此为荣气和，荣气和者，外不谐，以卫气不共荣气谐和故尔。以荣行脉中，卫行脉外，复发其汗，荣卫和则愈，宜桂枝汤。"（53）"病人脏无他病，时发热自汗出而不愈者，此卫气不和也，先其时发汗则愈，宜桂枝汤。"（54）

④阳明表证。"太阳病，外证未解，不可下也，下之为逆。欲解外者，宜桂枝汤。"（44）"伤寒不大便六七日，头痛有热者，与承气汤。其小便清者，知不在里，仍在表也，当须发汗。若头痛者必衄，宜桂枝汤。"（56）"阳明病，脉迟，汗出多，微恶寒者，表未解也，可发汗，宜桂枝汤。"（234）"病人烦热，汗出则解，又如疟状，日晡所发热者，属阳明

也。脉实者，宜下之；脉浮虚者，宜发汗。下之与大承气汤，发汗宜桂枝汤。"（240）

⑤太阴表证。"太阴病，脉浮者，可发汗，宜桂枝汤。"（276）

⑥吐利、霍乱愈后身痛证。"伤寒，医下之，续得下利清谷不止，身疼痛者，急当救里；后身疼痛，清便自调者，急当救表。救里宜四逆汤，救表宜桂枝汤。"（91）"下利腹胀满，身体疼痛者，先温其里，乃攻其表，温里宜四逆汤，攻表宜桂枝汤。"（372）"吐利止，而身痛不休者，当消息和解其外，宜桂枝汤小和之。"（387）

【禁忌证候】①太阳伤寒证。"桂枝本为解肌，若其人脉浮紧，发热汗不出者，不可与之也。常须识此，勿令误也。（16下）"

②平素嗜酒的人，湿热内蕴体质者。"若酒客病，不可与桂枝汤，得之则呕，以酒客不喜甘故也。"（17）

③里热壅盛者患太阳中风证。"凡服桂枝汤吐者，其后必吐脓血也。"（19）

【临床应用】桂枝汤是《伤寒论》第一方，号称群方之冠。本方外有祛邪和营卫之功，内有调气血滋阴和阳之用，故可用于外感、内伤诸疾，证属营卫不和、气血阴阳失调者。正如徐中可所云："外证得之解肌和营卫，内证得之化气调阴阳"。后世医家将本方化裁用于治疗多种疾病。如柯韵伯言："凡头痛发热，恶风恶寒，其脉浮而弱，汗自出者，不拘何经，不论中风、伤寒、杂病，咸得用此发汗……愚常以此汤治自汗盗汗虚疟虚痢，随手而愈，因知仲景方，可通治百病。"（《伤寒来苏集·伤寒附翼·太阳方总论》）黄廷佐亦说："本方除用于外感风寒之表虚证外，对于杂病、病后、妊娠、产后等见时发热，自汗出，微恶风，属营卫不和者，均可应用。"（《中国医学百科全书·方剂学·解表剂》）

现代临床报道，此方可用于治疗感冒、流感（尤其是体质虚弱者，如产后）、妊娠恶阻、寒性腹痛（如胃炎、胃溃疡、慢性肠炎、痛经等）、结核、神经衰弱、神经痛、偏头痛、荨麻疹、湿疹、多形红斑、过敏性鼻炎等疾病。此外，对于某些原因不明的自汗、盗汗、阳痿、失精等症而具有上述主症者，亦可用之。又据报道本方可以治疗脑血管痉挛、半身不遂、血栓闭塞性脉管炎及心悸、心律失常等。

桂枝加葛根汤

【歌括】　葛根四两走经输，项背几几①反汗濡②。

　　　　　　只取桂枝汤一料，加来此味妙相须。

【注释】①几几（jǐn）：拘紧、不柔和之意。项背几几，形容项背拘紧不适，转动俯仰不利之状。

②濡：沾湿，润泽。

【白话解】方中重用葛根四两，取其擅走经输解肌舒筋之效。项背拘急不柔和，俯仰不能自如，乃风寒客于太阳经脉，经气不畅，津液运行受阻，经脉失养所致。一般而言，项背强急，具有寒伤经脉凝滞收引的特点，多为无汗恶风，今见汗出恶风，故曰"反"。治疗取桂枝汤原方加葛根，葛根本有解表

27

之效，更可相须为用。

【用量用法】葛根汤方

葛根四两　麻黄三两（去节）　　芍药二两　生姜三两（切）　甘草二两（炙）　　大枣十二枚（擘）　　桂枝二两（去皮）

上七味，以水一斗，先煮麻黄、葛根，减二升，去上沫，内诸药，煮取三升，去滓。温服一升，覆取微似汗，不须啜粥，余如桂枝法将息及禁忌。

（宋版《伤寒论》中原有麻黄三两，按语中已注明此当为传抄之误。）

【方药分析】桂枝汤解肌祛风，调和营卫。葛根味甘性平，既可升阳发表，助桂枝汤解肌；又可升津舒筋，而缓项背之拘急。

【方剂功效】调和营卫，升津舒筋。

【适应证候】太阳中风，兼头项强痛项背紧束不适。"太阳病，项背强几几，反汗出恶风者，桂枝加葛根汤主之。"（14）

【临床应用】本方临床以项背拘急不舒、疼痛，头痛，恶风寒，发热，汗出，舌淡红、苔薄白，脉浮缓等为审证要点。本方不仅用于外感疾病，而且用于多种杂病具备项背强滞、疼痛，属太阳经气郁滞，筋肉拘挛者。例如感冒、痉病、肩凝证、落枕、痹证、头痛、肌肉瞤动、眩晕等。还可逆流挽舟，治疗痢疾初期或肠炎腹泻。方中葛根用量宜大。

桂枝加附子汤

【歌括】　　汗因过发漏漫漫①，肢急常愁伸屈难。

尚有尿难风又恶，桂枝加附一枚安。

【注释】①漏漫漫：漏，渗泄。漫漫，水大的样子。这里形容汗出不止的样子。

【白话解】因汗出太过而致津液外泄，汗出不止。阴阳两伤，筋脉失于濡养，则见四肢拘急屈伸不利。阳虚失于温化，加之津液不足，见小便难，卫阳虚则恶风。方用桂枝汤加附子一枚即可安和。

【用量用法】桂枝加附子汤方

桂枝三两（去皮）　芍药三两　甘草三两（炙）　生姜三两（切）　大枣十二枚（擘）　附子一枚（炮，去皮，破八片）

上六味，以水七升，煮取三升，去滓，温服一升。本云：桂枝汤今加附子，将息如前法。

【方药分析】本方由桂枝汤加炮附子一枚，并加重甘草用量而成。附子、桂枝、生姜温经扶阳，走表固卫；芍药、大枣、甘草补气养阴，益营和络。大枣、甘草甘缓挛急，对四肢微急难以屈伸亦有治疗作用。

【方剂功效】扶阳固表。

【适应证候】阳虚漏汗，津耗阴伤证。"太阳病，发汗，遂漏不止，其人恶风，小便难，四肢微急，难以屈伸者，桂枝加附子汤主之。"（20）

【临床应用】本方常用于治疗素体阳虚、高龄体弱之人患外感病，误用解热镇痛药或中药峻剂，过度发汗所致的变证。临床特点是恶风寒，发热不高，汗出不止，肢冷，或见手足拘急，或身体疼痛。漏汗不止，是一种体液不断少量外渗。究其原因，乃阳虚不能固摄所致。推而广之，凡一切体液由于阳虚而漏出，诸如溢乳、二便泄漏不止、妇女漏经、带下等，皆可用本方治疗。如，《千金方》记载，用本方加大附子用量至二枚，治产后风虚，汗出不止，小便难，四肢微急，难以屈伸者。《叶氏录验·虚劳门》用以治疗阳虚自汗。

桂枝去芍药汤、桂枝去芍药加附子汤

【歌括】　　桂枝去芍义何居，胸满阴弥①要急除。

　　　　　　若见恶寒阳不振，更加附子一枚俱②。

【注释】①阴弥：弥，水满的样子。在此指阴盛。

②俱：共同，一起。

【白话解】为何要于桂枝汤方中去掉芍药呢？只因病人胸满，示阴邪盛，须尽快祛除。如果病人兼见阳虚恶寒、阳伤不振，需要在上方基础上再加附子一枚。

【用量用法】桂枝去芍药汤方

桂枝三两（去皮）　　甘草二两（炙）　　生姜三两（切）　　大枣十二枚（擘）

上四味，以水七升，煮取三升，去滓，温服一升。本云：桂枝汤，今去芍药，将息如前法。

桂枝去芍药加附子汤方

桂枝三两（去皮）　　甘草二两（炙）　　生姜三两（切）　　大枣十二枚（擘）　　附子一枚（炮，去皮，破八片）

上五味，以水七升，煮取三升，去滓，温服一升。本云：桂枝汤，今去芍药加附子，将息如前法。

【方药分析】桂枝去芍药汤方，桂枝、生姜解表而宣通胸阳；大枣、甘草扶正以温阳。芍药属阴，碍于通阳故去之。全方可起解表不留邪，温通无碍阳的作用。若见微恶寒而不发热者，阳虚征兆已现，再加附子，温经复阳。

【方剂功效】桂枝去芍药汤：解肌通阳。

桂枝去芍药加附子汤：解肌通阳，温经复阳

【适应证候】表邪不解，胸阳受损之证。"太阳病，下之后，脉促胸满者，桂枝去芍药汤主之。"（21）"若微寒者，桂枝去芍药加附子汤主之。"（22）

【临床应用】本方可用于感冒、咳嗽、胃脘疼痛、肋间神经炎等证。由于本方有宣通胸阳的作用，主治症又为胸满，故本方亦可治寒凝心脉，胸阳不振症见胸闷、心绞痛之冠心病。

桂枝麻黄各半汤

【歌括】　　桂枝一两十六铢，甘芍姜麻一两符。

杏廿①四枚枣四粒，面呈热色痒均驱。

【注释】①廿：（niàn）二十。

【白话解】桂枝麻黄各半汤由桂枝一两十六铢，甘草、芍药、麻黄各一两，杏仁二十四枚，大枣四枚组成。主治微邪郁表所致的面红、身痒，药后外邪均可驱除。

【用量用法】桂枝麻黄各半汤方

桂枝一两十六铢（去皮）　芍药　生姜（切）　甘草（炙）

麻黄（去节）各一两　大枣四枚（擘）　杏仁二十四枚（汤浸，去皮尖及两仁者）

上七味，以水五升，先煮麻黄一二沸，去上沫，内诸药，煮取一升八合，去滓，温服六合。本云：桂枝汤三合，麻黄汤三合，并为六合，顿服。将息如上法。

【方药分析】本方为桂枝汤与麻黄汤两方合剂。即各取两方的1/3药量合煎，或取两方各三合煎液合并。桂枝汤调和营卫，又因邪郁，故用麻黄汤开泄毛孔，收到小汗邪解之功。

【方剂功效】轻散外邪，小发其汗。

【适应证候】微邪郁表，兼营阴不足。"太阳病，得之八九日，如疟状，发热恶寒，热多寒少，其人不呕，清便欲自可，一日二三度发……面色反有热色者，未欲解也，以其不能得小汗出，身必痒，宜桂枝麻黄各半汤。"（23）

桂枝二麻黄一汤

【歌括】　　一两六铢芍与姜，麻铢十六杏同行。

　　　　　桂枝一两铢十七，草两二铢五枣匡①。

【注释】①匡：协助、辅助。

【白话解】桂枝二麻黄一汤方由芍药、生姜各一两六铢，麻黄十六铢，杏仁十六个，桂枝一两十七铢，甘草一两二铢，大枣五枚辅助组成。

【用量用法】桂枝二麻黄一汤方

桂枝一两十七铢（去皮）　　芍药一两六铢　　麻黄十六铢（去节）

生姜一两六铢（切）　　杏仁十六个（去皮尖）　　甘草一两二铢（炙）

大枣五枚（擘）

上七味，以水五升，先煮麻黄一二沸，去上沫，内诸药，煮取二升，去滓，温服一升，日再服。本云：桂枝汤二分，麻黄汤一分，合为二升，分再服。今合为一方。将息如前法。

【方药分析】本方是桂枝汤原方剂量的5/12，麻黄汤剂量的2/9合方而成。其比例近似于2：1，因名桂枝二麻黄一汤。亦可以桂枝汤、麻黄汤以2：1的比例合为两升，分两次服用。以其剂量轻微，比桂麻各半汤更小，故发汗之力更微，属微汗法。

【方剂功效】轻散外邪，小发其汗。

【适应证候】微邪郁表，邪正相争更趋轻浅者。"服桂枝汤，大汗出，脉洪大者，与桂枝汤，如前法。若形似疟，一日再发者，汗出必解，宜桂枝二麻黄一汤。"（25）

【临床应用】上两方药物组成相同，药物剂量不同。可用于治疗外感病，属于风寒外感，日久邪微，表郁不解者。在杂病治疗中，抓住病在肌腠，寒郁不宣之病机，治疗邪郁肌腠日久，营卫运行不畅之无汗、身痒、面赤等症。《伤寒论方古今临床》认为：有汗者宜桂枝二麻黄一汤，无汗者宜桂枝麻黄各半汤。

白虎加人参汤

【歌括】　服桂渴烦大汗倾，液亡肌腠涸阳明。

　　　　　膏斤知六参三两，二草六粳米熟成。

【白话解】服桂枝汤后出现大渴、心烦、大汗出。由于肌腠汗出过多，致使阳明热盛而津气耗伤干涸。方用石膏一斤，知母六两，人参三两，甘草二两，粳米六合，煎煮以米熟

33

汤成。

【用量用法】白虎加人参汤方

知母六两　　石膏一斤（碎，绵裹）　　甘草二两（炙）　　粳米六合
人参三两

上五味，以水一斗，煮米熟汤成，去滓，温服一升，日三服。

【方药分析】石膏辛寒质重，善清透气热；知母苦寒滑润，善泻火滋阴。二药合用，既清且透，滋液润燥，为治阳明无形热邪之要药。甘草、粳米益气和中，使泻火而不伤脾胃。加人参益气生津。

【方剂功效】清热益气生津。

【适应证候】阳明热盛津气两伤证。"服桂枝汤，大汗出后，大烦渴不解，脉洪大者，白虎加人参汤主之。"（26）

【临床应用】临床凡是里热炽盛，伤津较重，或伴伤气症状，可选用白虎加人参汤，或在此方基础上进行加减治疗。目前报道较多的是用本方治疗糖尿病、各种脑炎、小儿夏季热、暑热证、大叶性肺炎、结核性胸膜炎、红斑狼疮、产褥中暑等。应用的依据仍然是抓住病机和主症，即无论何种疾病，只要是以里热炽盛、津气受伤为病理机转，以热、渴、烦、汗、恶风、舌红、脉大为主症，即可选用白虎加参汤。

桂枝二越婢一汤

【歌括】　　桂芍麻甘十八铢，生姜一两二铢俱。

　　　　　　膏铢廿四四枚枣，要识无阳①旨各殊。

【注释】①无阳：非亡阳、阳虚之意，而是肤表阳郁轻微。

【白话解】方由桂枝、芍药、麻黄、甘草各十八铢，生姜一两二铢，石膏二十四铢，大枣四枚组成。症状表现虽有不同，然其辨证关键在于：微邪郁表兼有轻度阳郁化热，可见，其含义各自不同。

【用量用法】桂枝二越婢一汤方

桂枝（去皮）　芍药　麻黄　甘草（炙）各十八铢　大枣四枚（擘）　生姜一两二铢（切）　石膏二十四铢（碎，绵裹）

上七味，以水五升，煮麻黄一二沸，去上沫，内诸药，煮取二升，去滓，温服一升。本云：当裁为越婢汤、桂枝汤合之，饮一升。今合为一方，桂枝汤二分，越婢汤一分。

【方药分析】本方为桂枝汤与越婢汤合方，取桂枝汤剂量的1/4，越婢汤剂量的1/8合方而成，其剂量之比为2：1。桂枝汤加之少量麻黄轻散外邪，加用石膏以清郁热，全方为表里双解之轻剂。

【方剂功效】微发其汗，兼清内热。

【适应证候】太阳表郁内热轻证。"太阳病，发热恶寒，热多寒少。脉微弱者，此无阳也，不可发汗。宜桂枝二越婢一汤。"（27）

【临床应用】临床用于治疗外感病，属于风寒外感，日久邪微，表郁不解者。在杂病应用中，常用以加减治疗荨麻疹、湿疹、皮肤瘙痒、风疹、血管神经性头痛等。其运用关键，在于掌握证属风寒、肺气失宣、无汗或汗出不彻者，其主要应用指征为：发热恶寒、汗出、头痛、关节肿痛、口渴。治疗急性肾炎可酌加蜂房、赤小豆、玉米须；浮肿消退，正气未复，且尿蛋白仍多者，黄芪、当归、石韦、蝉衣。治疗上呼吸道感染、扁桃体炎、支气管炎等，酌加黄芩、桔梗、杏仁之类；治疗荨麻疹宜加生地、赤芍、蝉衣之属。（《实用经方集成·太阳病证方》）

桂枝去桂加茯苓白术汤

【歌括】　术芍苓姜三两均，枣须十二效堪珍。

　　　　　炙甘二两中输化，水利邪除立法新。

【白话解】方药组成为：白术、芍药、茯苓、生姜各三两，大枣须用十二枚，其培土制水之效在方中值得重视。再加炙甘草二两调补中气，以利输转。全方开结利水，宣通表里，表气失和的症状自然消除。治里达表，立此治法，独具新意。

【用量用法】桂枝去桂加茯苓白术汤方

芍药三两　甘草二两（炙）　　生姜三两（切）　　茯苓　白术各三两　大枣十二枚（擘）

上六味，以水八升，煮取三升，去滓，温服一升。小便利则愈。本云：桂枝汤，今去桂枝加茯苓白术。

【方药分析】本方为桂枝汤去桂枝加茯苓、白术而成。方以芍药、白术、茯苓三药为主药，芍药开泄水结，通利小便；白术健脾散水；茯苓淡渗利水；大枣、甘草补土制水。水结得开，小便通利，里气得通，表气亦和，诸症悉除。本方组方主旨，在于开结利水，不在解肌发汗，其获效指征当为"小便利则愈"。

【方剂功效】开结利水，宣通表里。

【适应证候】水停阳郁证。"服桂枝汤，或下之，仍头项强痛，翕翕发热，无汗，心下满微痛，小便不利者，桂枝去桂加茯苓白术汤主之。"（28）

【临床应用】本方具开结利水，宣通表里之用。临床运用的关键是要抓住水气内结，气化失常之病机，可用于治疗外感、流行性感冒之发汗或泻下后症见微热、头痛、心下满微痛、小便不利者；又可用于治疗神经症、癫痫伴有心下按之软，小便不利而涩者；还可用于治疗某些胃肠疾患，表现为心下微痛、下利、呕吐、心下有振水音、小便不利者。

甘草干姜汤

【歌括】　心烦脚急理须明，攻表误行厥便成。

　　　　　二两炮姜甘草四，热因寒用奏功宏。

【白话解】出现心烦、脚挛急的原因需要辨明。表虚外感误用攻法导致阳虚失于温煦而厥逆。方用炮姜二两，甘草四两，证属虚寒而用热药，功效卓著。

【用量用法】甘草干姜汤方

甘草四两（炙）　　干姜二两

上二味，以水三升，煮取一升五合，去滓，分温再服。

【方药分析】本方由炙甘草和干姜组成，取甘草之甘、干姜之辛、甘辛合用，且甘草倍重于干姜，甘胜于辛，能守中复阳，旨在复中焦之阳。

【方剂功效】复胃阳，和胃气。

【适应证候】体虚误汗致阴阳两伤。"伤寒脉浮，自汗出，小便数，心烦，微恶寒，脚挛急，反与桂枝欲攻其表，此误也。得之便厥，咽中干，烦躁吐逆者，作甘草干姜汤与之，以复其阳……"（29）

【临床应用】本方可多用于：脾胃虚寒之胃肠痛；中焦阳虚之厥逆、烦躁吐逆；虚寒肺痿、吐涎沫、咳嗽、月经腹痛、小便频数或遗尿；脾胃阳虚之腹泻、吐血衄血等证。其应用的病理机制是中焦虚寒、脾肾阳虚、肺气虚寒，症状表现有四肢厥冷、脉细沉弱等。临证时，治胃脘痛用本方加白芍、陈皮等加强行气止痛之效；治小儿肺脾虚寒，不能制下之遗尿加茯苓以健脾；治中阳不振，肺气虚寒之鼻渊加白芷以通窍。治中焦虚寒、脾胃失运之慢性泄泻加苍术、木香以增强理气化湿之功。

芍药甘草汤

【歌括】　芍甘四两各相均，两脚拘挛病在筋。

　　　　阳旦①误投热气烁，苦甘相济即时伸。

【注释】①阳旦：指阳旦汤，即桂枝汤。

【白话解】芍药、甘草均用四两。两小腿拘挛是由于阴津不足，筋脉失于濡养。误用桂枝汤热气灼伤阴津。苦甘相济，化阴生液，缓挛急，其脚即可伸展。

【用量用法】芍药甘草汤方

芍药　甘草（炙）各四两

上二味，以水三升，煮取一升五合，去滓，分温再服。

【方药分析】芍药益阴通络，甘草补中缓急，二药合用，标本兼治，补阴血，通脉络，缓挛急。

【方剂功效】益阴养血，通络缓急。

【适应证候】阴血不足，筋脉拘挛证。"伤寒脉浮，自汗出，小便数，心烦，微恶寒，脚挛急，反与桂枝，欲攻其表，此误也。得之便厥，咽中干，烦躁吐逆者，作甘草干姜汤与之，以复其阳；若厥愈足温者，更作芍药甘草汤与之，其脚即伸……"（29）

【临床应用】本方是治疗筋脉挛急的代表方。临床上可治疗神经系统疾病，如腓肠肌痉挛、三叉神经痛、面肌痉挛症、坐骨神经痛、血管神经性头痛、颈椎病脊髓型；消化系统疾病，如慢性萎缩性胃炎、胃痉挛、胃及十二指肠溃疡或穿孔；顽固性呃逆、蛔虫症及胆石疝痛、胃扭转；泌尿系统疾病，如尿路结石、特发性肾出血。也可治疗急性乳腺炎、外伤性血栓性静脉炎、急性风湿性关节炎、过敏性疾病等。

调胃承气汤

【歌括】　调和胃气灸甘功，硝用半升地道通。

　　　　　草二大黄四两足，法中之法妙无穷。

【白话解】调胃承气汤调和胃气主要是在于灸甘草的作用。芒硝半升，咸寒软坚，泻下热邪，使腑气通畅。配合甘草二两，大黄四两则可泻热和胃，润燥通便。此乃法中有法，奇妙无穷。

【用量用法】调胃承气汤方

大黄四两（去皮，清酒洗）　　甘草二两（灸）　　芒硝半升

上三味，以水三升，煮取一升，去滓，内芒硝，更上火微煮令沸。少少温服之。(29)

甘草二两（炙）　芒硝半升　大黄四两（清酒洗）

上三味，切，以水三升，煮二物至一升，去滓，内芒硝，更上微火一二沸，温顿服之，以调胃气。(207)

【方药分析】大黄苦寒泄热通便；重用芒硝咸寒软坚，泄热通便；炙甘草顾护胃气。本方重用芒硝是其特点，通便大黄力大，泄热芒硝力大，因调胃承气汤证"蒸蒸发热"，属燥热偏盛，故用大量芒硝清泄胃热。而芒硝大寒易伤胃气，故又用甘草保护胃气。调胃承气汤服法，按宋版原文有两种：一见于太阳篇第29条，是温药复阳后，致胃热谵语，"少少温服之"，以微和胃气而泻燥热；一见于阳明篇第207条，是阳明燥热内结，腑气不通，取"温顿服之"，以泄热和胃，润燥软坚。

【方剂功效】泻热和胃，润燥通便。

【适应证候】①阳明燥热初结，燥热在胃而肠犹未全实者。"伤寒吐后，腹胀满者，与调胃承气汤。"(249)

②阳明燥热结实，胃气偏亢为主。"太阳病三日，发汗不解，蒸蒸发热者，属胃也，调胃承气汤主之。"(248)

【临床应用】在临床上运用调胃承气汤通常可从以下几方面拓展其运用：①腑实轻证，邪热初结而未实者，不须大攻大下者，如外感病中，热势初转入腑，潮热心烦，但腹满胀痛尚不显著，大便初硬后溏，或未结硬。

②胃火素旺，消谷善饥，大便常结，或易发牙痛、头

40

痛者。

③浊气攻心，精神狂躁，失眠谵妄，口臭、大便秽臭。

根据调胃承气汤通便泻热功效，临床上对于一些急性感染性疾病，中医辨证为里实热证，热象明显，同时伴有腹胀满，腑气不降症状，可用本方治疗。对于一些里热重而肠胃结聚较轻的证候，用本方尤为适合。此证候常见于大叶性肺炎、急性扁桃体炎、乙脑、流行性腮腺炎、流行性出血热等疾病中。对于一些急腹症，如急性胰腺炎、急性肠梗阻，尤其是粘连性肠梗阻，亦可用本方以通里泻下，达到祛邪于下，恢复肠胃功能的作用。此外，在内伤杂病中，或中毒性疾病，如有机磷农药中毒等病中，只要辨证相合，也可用本方治疗。

四逆汤

【歌括】 生附一枚两半姜，草须二两少阴方。

建功姜附如良将，将将从容藉草匡。

【白话解】方用生附子一枚，生姜一两半，甘草用二两，主治少阴寒化证。干姜、附子扶阳力强如同良将，要更好地发挥温阳作用，还需凭借甘草甘缓之性，辛甘化阳。

【用量用法】四逆汤方

甘草二两（炙）　　干姜一两半　附子一枚（生用，去皮，破八片）

上三味，以水三升，煮取一升二合，去滓，分温再服。强人可大附子一枚，干姜三两。

【方药分析】本方主治少阴阳虚阴盛而致的四肢逆冷，故方名四逆。方中附子温补肾阳，干姜温中散寒。姜附配合，附

41

子走而不守，干姜守而不走，二药相须为用，温阳力大且持久。炙甘草补中调药。三药共享，为回阳救逆代表方。本方附子生用，药量当根据病人体质调整。体重的病人用量当增加，以防药力不足，错失回阳救逆之机。

【方剂功效】破阴回阳，救逆通脉。

【适应证候】少阴阳虚阴盛证。"少阴病，脉沉者，急温之，宜四逆汤。"（323）

【临床应用】四逆汤为回阳救逆的代表方。其临床表现除论中的少阴寒化证的一般表现外，后世补充的舌质应为淡嫩或青紫，苔白或滑为一个较为客观而简便的指标。

《万病回春》载：凡阴证，身静而重，语言无声，气少，难以喘息，目睛不了了，口鼻气冷，水浆不下，大小便不禁，面上恶寒如刀刮者，先用艾条灸法，次服四逆汤。《古方便览》载：世医所谓中寒中湿及伤寒阴证，霍乱等诸证，厥冷恶寒，下利腹痛者，皆可用四逆汤，服药不到一个月，病情大减。根据现代临床报道，本方可在辨证的基础上，应用于如下疾病：急慢性肠炎、急慢性胃炎、胃下垂。本方合生脉散治心肌梗死伴发心源性休克；本方合五苓散治慢性肾炎；本方合二陈汤治慢性支气管炎、高血压、低血压属阴盛阳虚证者、放射性白细胞减少症；本方加细辛、防风治肢端青紫症、冷性荨麻疹、阴性疮疡、痛经寒厥、梅尼埃病等。

卷 二

太 阳 方

葛根汤

【歌括】　四两葛根三两麻，枣枚十二效堪嘉。

　　　　　桂甘芍二姜三两，无汗憎风^①下利夸。

【注释】①憎风：憎，厌恶。憎风，即恶风。

【白话解】葛根汤的组成为葛根四两，麻黄三两，大枣十二枚，桂枝、甘草、芍药各二两，生姜三两。主治太阳伤寒，表邪郁闭，症见无汗、恶风；经输不利，可兼见项背部拘急不舒；表邪内迫阳明，可兼见轻度水泻，其效果值得夸赞。

【用量用法】葛根汤方

　　葛根四两　麻黄三两（去节）　桂枝二两（去皮）　生姜三两（切）　甘草二两（炙）　芍药二两　大枣十二枚（擘）

　　上七味，以水一斗，先煮麻黄、葛根，减二升，去白沫，内诸药，煮取三升，去滓，温服一升，覆取微似汗，余如桂枝法将息及禁忌。诸汤皆仿此。

【方药分析】本方由桂枝汤加麻黄、葛根而成。桂枝汤加麻黄，加强开表发汗之力，以治表实。葛根甘平，升津舒筋，助麻桂发汗解表。太阳中风证兼项背强几几，治以桂枝汤加葛根。而本证是太阳伤寒证兼项背强几几，为何不用麻黄汤加葛根治之？究其原因，葛根汤方中麻黄、桂枝、生姜可发汗解表。而方中芍药养荣通络，甘草、大枣补气血，缓挛急，可助葛根升津舒筋。

【方剂功效】发汗解表，升津舒筋。

【适应证候】①太阳伤寒，风寒较重，深入经隧，而经俞不利。"太阳病，项背强几几，无汗，恶风，葛根汤主之。"（31）

②太阳伤寒，表邪较重，内迫阳明大肠而见下利。"太阳与阳明合病者，必自下利，葛根汤主之。"（32）

【临床应用】本方以发汗解肌散邪，升津舒筋缓挛为主要功效，兼可升阳止利。临床应用该方以风寒外束较重，太阳经输不利为主要病机；以头项或项背部强急不舒、无汗为用方要点，可伴见恶寒发热，头疼身痛，或下利，舌淡红、苔薄白，脉浮紧等。无论外感病或者内伤杂病，只要具备太阳经输不利病机者，皆可应用本方化裁施治。

葛根加半夏汤

【歌括】　　二阳下利葛根夸，不利旋看呕逆嗟。

　　　　　　须取原方照分两，半升半夏洗来加。

【白话解】太阳、阳明合病，表邪内迫阳明而致轻度水泻者，可治以葛根汤，疗效值得夸耀。若表邪内迫阳明亦有未见下利而致胃气上逆呕吐者，治疗可用葛根汤原方，并遵照原方剂量，同时加半夏半升，经洗炮制后加入。

【用量用法】葛根加半夏汤方

葛根四两　麻黄三两（去节）　甘草二两（炙）　芍药二两　桂枝二两（去皮）　生姜二两（切）　半夏半升（洗）　大枣十二枚（擘）

上八味，以水一斗，先煮葛根、麻黄，减二升，去白沫，内诸药，煮取三升，去滓，温服一升。覆取微似汗。

【方药分析】葛根加半夏汤即葛根汤加半夏而成，以葛根汤发汗解表，外散风寒，加用半夏配合方中的生姜，和胃而降逆止呕。

【方剂功效】发汗解表，降逆止呕。

【适应证候】太阳与阳明合病呕逆。"太阳与阳明合病，不下利，但呕者，葛根加半夏汤主之。"（33）

葛根黄芩黄连汤

【歌括】　　二两①连芩二两甘，葛根八两论中谈。

　　　　　　喘而汗出脉兼促，误下风邪利不堪。

【注释】①二两：原文为"二两"，现通行宋版本为"三两"。

【白话解】葛根芩连汤方由黄连、黄芩各二两，甘草二两，葛根八两组成。症状表现为：咳喘、汗出、脉促。而最重要的主症为误下后，表证未解，内有肠热而致的下利不止。

【用量用法】葛根黄芩黄连汤方

葛根半斤　甘草二两（炙）　　黄芩三两　黄连三两

上四味，以水八升，先煮葛根，减二升，内诸药，煮取二升，去滓，分温再服。

【方药分析】本方葛根辛凉，一者解散表邪，二者升津止利，一药而表里俱治，为方中主药。黄芩、黄连，清热燥湿，厚肠止利，甘草调药和中。四药配合，外散内清，为表里双解之剂，又为后世治湿热泄泻之名方。

【方剂功效】解表清里，燥湿止利。

【适应证候】协表热利。"太阳病，桂枝证，医反下之，利遂不止，脉促者，表未解也；喘而汗出者，葛根黄芩黄连汤主之。"（34）

【临床应用】本方虽为表里双解之剂，但侧重于清里热，止热利。临床上最常用于湿热腹泻，或外感引起的协热利。唐容川用本方治疗"痢证初起而发热恶寒者，乃内有郁热，外感风寒。"陆九芝用本方治痧疹，谓"疹之原出于胃，治疹者，当治胃，以清凉为主，而少佐以升达。痧之原出于肺，治痧者，当治肺，以升达为主，而稍佐以清凉。痧于当主表散时，不可早用寒泻，疹于当主苦泻时，不可更以辛散，大旨外达主升，葛柴之属；清凉主降，芩栀桑丹之属；惟宗仲景葛根芩连一法出入增减，此治痧疹之要道焉。"陆九芝用治不恶寒之温热病，称"此温病辛凉之轻剂，为阳明主方，不专为下利设也"。有用治眼目牙齿疼痛，或口舌肿痛腐烂者，若加大黄，其效尤佳。现代临床多用本方治疗多种热性下利，如急性肠炎、小儿腹泻、急性菌痢、慢性泄泻证属湿热者；还用以治疗多种热病，如流行性乙型脑炎、流行性脑脊髓膜炎、病毒性脑炎、肠伤寒、上呼吸道感染、高血压病、妇人带下、内耳性眩晕等。治疗过程中当权衡表邪里热之轻重以及各种兼症进行加减。

麻黄汤

【歌括】　七十杏仁三两麻，一甘二桂效堪夸。

　　　　　喘而无汗头身痛，温覆休教粥到牙。

【白话解】麻黄汤由杏仁七十枚，麻黄三两，甘草一两，桂枝二两组成，其发汗解表之力卓越，深受赞扬。主症包括咳喘、无汗、头身痛。药后需加衣覆盖保暖，因其证属太阳表实，勿须喝热粥助药力，滋汗源。

【用量用法】麻黄汤方

麻黄三两（去节）　桂枝二两（去皮）　甘草一两（炙）　杏仁七十个（去皮尖）

上四味，以水九升，先煮麻黄，减二升，去上沫，内诸药，煮取二升半，去滓，温服八合，覆取微汗，不须啜粥。余如桂枝法将息。

【方药分析】本方为辛温发汗峻剂。麻黄辛温发汗解表，宣肺平喘，为方中主药。配以桂枝祛风解表，温经散寒。配以杏仁宣降肺气，平喘止咳，疏散表邪。炙甘草安中调和诸药。

【方剂功效】开腠发汗，宣肺定喘。

【适应证候】①太阳伤寒证。"太阳病，头痛，发热，身疼，腰痛，骨节疼痛，恶风，无汗而喘者，麻黄汤主之。"

（35）

②太阳病失治、误治，正盛邪实者。"太阳病，十日以去，脉浮细而嗜卧者，外已解也。设胸满胁痛者，与小柴胡汤。脉但浮者，与麻黄汤。"（37）"脉浮者，病在表，可发汗，宜麻黄汤。"（51）"脉浮而数者，可发汗，宜麻黄汤。"（52）"伤寒脉浮紧，不发汗，因致衄者，麻黄汤主之。"（55）

③太阳与阳明合病，重在太阳者。"太阳与阳明合病，喘而胸满者，不可下，宜麻黄汤。"（36）

④阳明表实证。"脉但浮，无余证者，与麻黄汤。若不尿，腹满加哕者，不治。"（232）"阳明病，脉浮，无汗而喘者，发汗则愈，宜麻黄汤。"（235）

【禁忌证候】①气血阴阳虚损者。"衄家，不可发汗，汗出必额上陷脉急紧，直视不能眴，不得眠。"（86）"亡血家，不可发汗，发汗则寒栗而振。"（87）"汗家，重发汗，必恍惚心乱，小便已阴疼，与禹余粮丸。"（88）"病人有寒，复发汗，胃中冷，必吐蛔。"（89）"脉浮数者，法当汗出而愈，若下之，身重心悸者，不可发汗，当自汗出乃解，所以然者，尺中脉微，此里虚，须表里实，津液自和，便自汗出愈。"（49）"脉浮紧者，法当身疼痛，宜以汗解之，假令尺中迟者，不可发汗，何以知然？以荣气不足，血少故也。"（50）

②热毒壅盛的发热、身痛证。"咽喉干燥者，不可发汗。"（83）"淋家，不可发汗，发汗必便血。"（84）"疮家，虽身疼痛，不可发汗，汗出则痉。"（85）

【临床应用】麻黄汤是辛温发汗的代表方，兼具宣肺平喘之效。方中麻、桂相须为用，药性温燥，发汗祛邪之力强。适用于伤寒表实证而正气不虚者。

其病机特点包括两个方面：其一，"表闭"。风寒束表，腠理闭塞，营阴郁滞，经气不利。症见恶风寒，发热，无汗，周身疼痛；其二，"肺郁"。肺气被郁，宣降失司。症见咳嗽气喘。临床可用于表寒证、肺寒气逆证、关节肌肉寒湿疼痛证，以及急慢性气管炎、支气管哮喘、大叶性肺炎、小儿麻疹内陷等疾病。"肺主皮毛"，据其发汗散邪之功，可用于风疹、荨麻疹，及各种皮肤瘙痒症。"肺为水之上源"，据其宣肺散水作用，可用于水肿、遗尿、尿频等病症的治疗。本方还可灵活运用治疗癫痫、鼻炎、结膜炎、风湿病等疾病。

大青龙汤

【歌括】　二两桂甘三两姜，膏如鸡子六麻黄。

　　　　　　枣枚十二五十[1]杏，无汗烦[2]而且躁[3]方。

【注释】①五十：现通行宋版本为四十个。

②烦：《说文解字》："热头痛也。"论中指由各种原因导致的发热、头痛等身体不适感。是病人的自我感觉。

③躁：烦乱、不宁静。有肢体的躁扰不宁。

【白话解】大青龙汤组成为桂枝、甘草各二两，生姜三两，石膏如鸡子大，麻黄六两。大枣十二枚，杏仁五十个。主症为表邪郁闭的无汗，及阳郁化热的烦躁。

【用量用法】大青龙汤方

麻黄六两（去节）　　桂枝二两（去皮）　　甘草二两（炙）　　杏仁

49

四十枚（去皮尖） 生姜三两（切） 大枣四十枚（擘） 石膏如鸡子大（碎）

上七味，以水九升，先煮麻黄，减二升，去上沫，内诸药，煮取三升，去滓，温服一升，取微似汗。汗出多者，温粉扑之。一服汗者，停后服。若复服，汗多亡阳遂虚，恶风烦躁，不得眠也。

【方药分析】 本方由麻黄汤倍用麻黄，加石膏、生姜、大枣而成。麻黄汤倍用麻黄加生姜，与桂枝相配，以大力开表，发散风寒，为辛温发汗重剂。生石膏辛甘大寒，配麻黄解表以开阳热之郁闭，清透郁热除烦。炙甘草、大枣和中扶正，以资汗源，又防石膏过寒伤中之弊。服汤后以发汗取效，方名曰大青龙，取如龙升雨降，使邪热顿除。

由于本方麻黄量大，为发汗峻剂，故煎服必须遵守方后的煎服调护方法，出现变证，应及时救治。

【方剂功效】 开表发汗，清热除烦。

【适应证候】 ①太阳伤寒兼阳郁化热重证。"太阳中风，脉浮紧，发热恶寒，身疼痛，不汗出而烦躁者，大青龙汤主之。"（38）

②寒湿郁表证。"伤寒脉浮缓，身不疼但重，乍有轻时，无少阴证者，大青龙汤发之。"（39）

【禁忌证候】 ①表里阳气虚损者。"若脉微弱，汗出恶风者，不可服之。服之则厥逆，筋惕肉瞤，此为逆也。"（38）

②一服汗后，禁再服。"一服汗者，停后服。若复服，汗多亡阳遂虚，恶风烦躁，不得眠也。"（38）

【临床应用】大青龙汤属表里双解之辛温发汗峻剂。临床应用主要把握两个方面：其一，风寒邪气外束太阳，腠理闭塞，经气郁滞较重的伤寒证。症见恶寒发热、头痛周身疼痛或困滞沉重，不出汗，脉浮紧或浮缓；其二，邪热内郁之里热。症见心烦郁闷，躁扰不安，口渴尿黄，舌红脉数等。尤其以不汗出而烦躁为审证要点。本方可用于治疗外感病和呼吸系统疾病，如感冒、流感、支气管炎、哮喘性支气管炎、肺炎、胸膜炎等。由于本方有很好的发汗退热作用，还用于治疗流脑、乙脑等传染病。另有报道，本方还可治疗肾炎水肿、荨麻疹、麻疹、急性关节炎、急性眼疾等表里俱实者。

小青龙汤

【歌括】　桂麻姜芍草辛三，夏味半升记要谙①。

　　　　　表不解兮心下水，咳而发热句中探。

【注释】①谙（ān）：熟悉。

【白话解】小青龙汤组成有桂枝、麻黄、生姜、芍药、甘草、细辛各三两，半夏、五味子各半升，对组成的药物要熟记。本方主治伤寒表不解，心下有水气之证，从咳嗽、发热等表现中探求病之所在。

【用量用法】小青龙汤方

麻黄（去节）　芍药　细辛　干姜　甘草（炙）　桂枝各三两（去皮）　五味子半升　半夏半升（洗）

上八味，以水一斗，先煮麻黄，减二升，去上沫，内诸药，煮取三升，去滓，温服一升。若渴，去半夏，加栝楼根三

51

两；若微利，去麻黄，加荛花，如一鸡子，熬令赤色；若噎者，去麻黄，加附子一枚，炮；若小便不利，少腹满者，去麻黄，加茯苓四两；若喘，去麻黄，加杏仁半升，去皮尖。且荛花不治利，麻黄主喘，今此语反之，疑非仲景意。

【方药分析】本方为解表化饮的代表方剂。方用麻黄辛温发汗解表，宣肺平喘。桂枝辛温解肌，与麻黄配伍，能增强解表散寒和通阳化气的作用；与芍药配伍，能调和营卫且温利水饮。干姜配半夏能温化中焦水气，和胃降逆止呕。细辛既能佐麻黄外散风寒之邪，又能佐干姜化内在之水饮。特别是干姜、细辛、五味子三药合用，一温一散一收，相互为用，能使止咳化饮的作用增强，是治疗水寒射肺的要药。甘草调和诸药。取名小青龙汤，一意辛散发汗以解伤寒之表邪，一意辛散发汗以开鬼门，散水饮。

【方剂功效】发汗解表，宣化水饮。

【适应证候】表寒里饮证。"伤寒表不解，心下有水气，干呕发热而咳，或渴，或利，或噎，或小便不利、少腹满，或喘者，小青龙汤主之。"（40）"伤寒，心下有水气，咳而微喘，发热不渴；服汤已，渴者，此寒去欲解也，小青龙汤主之。"（41）

【临床应用】小青龙汤辛温解表，温肺化饮，适用于伤寒表证不解，里有寒饮及寒饮犯肺者。仲景《金匮要略》尚用于寒饮咳逆倚息不得卧和溢饮水肿。临床表现主要有两方面：其一，风寒束表之伤寒表实证。如发热恶风寒，头身疼痛，鼻塞流清涕、无汗，舌淡红，脉浮紧等；其二，寒饮内停证，如咳嗽咯痰稀白量多，或气喘胸闷，或哮喘痰鸣，或下利，或浮肿、小便不利等等，尤以寒饮犯肺之咳喘比较突出。现代临床本方主要用于呼吸系统多种疾患，如上呼吸道感染、急慢性支气管炎、支气管哮喘、喘息性支气管炎、肺炎、慢性阻塞性肺病、肺源性心脏病、胸膜炎、顽固性咳喘等。亦可用于过敏性鼻炎、荨麻疹、过敏性哮喘等过敏性疾病，及浅表性胃炎、胃溃疡等消化系统疾病。

桂枝加厚朴杏子汤

【歌括】　　下后喘生及喘家①，桂枝汤外更须加。

朴加二两五十杏，此法微茫未有涯。

【注释】①喘家：素有气喘之人。

【白话解】太阳病误下后邪气内迫，肺气不利而致喘，或是外感诱发宿疾喘疾者。需于桂枝汤方中加入厚朴二两，杏仁五十枚。这种治法微妙，犹如大海茫茫无边。

【用量用法】桂枝加厚朴杏子汤方

桂枝三两（去皮）　　甘草二两（炙）　　生姜三两（切）　　芍药三两　　大枣十二枚（擘）　　厚朴二两（炙，去皮）　　杏仁（五十枚，去皮尖）

上七味，以水七升，微火煮取三升，去滓，温服一升，覆取微似汗。

【方药分析】本方即桂枝汤加厚朴、杏仁而成。桂枝汤解肌祛风，调和营卫。厚朴苦辛温，降肺气而平咳喘，兼燥湿化痰；杏仁苦辛温，苦泄降气，平喘止咳化痰。全方表里同治，标本兼顾，为表虚作喘的圣方。

【方剂功效】调和营卫，降气平喘。

【适应证候】①太阳中风引发宿疾咳喘。"喘家，作桂枝汤，加厚朴、杏子佳。"（18）

②太阳病误下，邪气内迫而肺气上逆。"太阳病，下之微喘者，表未解故也，桂枝加厚朴杏子汤主之。"（43）

【临床应用】本方适用于风寒外束，腠理不固，肺失宣降，肺寒气逆之证。以喘息胸满闷，咳嗽痰稀白，恶风寒发热，汗出，舌淡苔白，脉浮缓或滑为审证要点。该证既可以是新病，表证未罢，邪气入里犯肺；也可以是新感引发宿疾，新旧同病。现代药理研究，有明显的平喘、镇咳、祛痰的作用。杏仁有镇咳、平喘的作用。因而对太阳中风兼肺寒气逆作喘证有良效。主要用于呼吸系统疾病，尤其是体质比较虚弱的，如老人、小儿的呼吸系统疾病，如腺病毒肺炎、支气管肺炎、支气管哮喘、过敏性哮喘患者，若感受外邪，出现太阳中风证，兼肺气不利之证，更有良好的效果。

干姜附子汤

【歌括】　　生附一枚一两姜，昼间烦躁夜安常。

　　　　　　脉微无表身无热，幸藉①残阳未尽亡。

【注释】①藉（jiè）：凭借。

【白话解】干姜附子汤由生附子一枚，干姜一两组成。主症表现为昼日烦躁，夜间极度衰惫，无躁扰不宁。脉微，无发热、恶寒等表证。此证所以能救治，是幸运地凭借残留的虚阳还未消亡殆尽。

【用量用法】干姜附子汤方

干姜一两　　附子一枚（生用，去皮，切八片）

上三味，以水三升，煮取一升，去滓，顿服。

【方药分析】方中干姜温中阳，其性守而不走。附子温肾阳，其性走而不守。附子生用，其力更锐。一次顿服，利在速决。本方独用姜、附，单捷小剂，其力精专，取以急救之义。

【方剂功效】急救回阳。

【适应证候】肾阳虚烦躁证。"下之后，复发汗，昼日烦躁不得眠，夜而安静，不呕不渴，无表证，脉沉微，身无大热者，干姜附子汤主之。"（61）

【临床应用】干姜附子汤较四逆汤少甘草，以四逆汤主四肢厥逆，用甘草先调中以治四逆之本，故能回阳止厥。干姜附子汤证主要为昼则烦躁，乃元阳不固，虚阳上泛所致。这种症状大部分出现在气血极度衰弱，将要发生虚脱之前，在急性传染病的末期是屡见不鲜的。现代多用于误治而骤致真寒假热，阳虚烦躁，阳虚客寒咽痛等。有报道本方加味用于治疗急腹症、慢性结肠炎、十二指肠球部溃疡、肾功能衰竭等。

桂枝加芍药生姜各一两人参三两新加汤

【歌括】　　汗后身疼脉反沉，新加方法轶①医林。

　　　　　　方中姜芍还增一，三两人参义蕴深。

【注释】①轶（yì）：超过、超越。

【白话解】太阳病汗后身疼痛，反见沉脉，可治以桂枝新

55

加汤。这种新加药物的方法，在医林中是超群之术。桂枝汤原方基础上加生姜、芍药各一两，人参三两，这种组方之法，蕴藏的含义深远。

【用量用法】桂枝加芍药生姜各一两人参三两新加汤方

桂枝三两（去皮）　芍药四两　甘草二两（炙）　　人参三两　大枣十二枚（擘）　　生姜四两

上六味，以水一斗二升，煮取三升，去滓，温服一升。本云，桂枝汤，今加芍药、生姜、人参。

【方药分析】本方在桂枝汤调和营卫的基础上，重用芍药以滋养营血，加人参以气阴双补。加重生姜用量，乃借其辛散之力，引药力走于外，令全方之益气养营作用达于体表，以利身疼证的治疗。

【方剂功效】益气养荣。

【适应证候】荣虚身痛证。"发汗后，身疼痛，脉沉迟者，桂枝加芍药生姜各一两人参三两新加汤主之。"（62）

【临床应用】本证以身痛，脉沉迟，神疲为审证要点。主要应用于虚人感冒或太阳表证过汗而致虚多邪少者，可以本方和营补阴为主，祛未尽之余邪为辅。妇女产后，或失血后身痛，脉见沉迟无力之产后身痛证。

麻黄杏仁甘草石膏汤

【歌括】　　四两麻黄八两膏，二甘五十杏同熬。

须知禁桂为阳盛，喘汗全凭热势操。

【白话解】麻杏石甘汤由麻黄四两，石膏八两，甘草二两，杏仁五十枚组成。并采取诸药同煎之法，主治邪热壅肺导致的咳喘证。此虽由太阳病误汗、误下所致，已由表证转变为热证，咳喘、汗出皆为肺热壅盛所致。须知此证禁用桂枝汤，是因汗下后表证已解，阳热过盛之故。

【用量用法】麻黄杏仁甘草石膏汤方

麻黄四两（去节）　　杏仁五十个（去皮尖）　　甘草二两（炙）

石膏半斤（碎，绵裹）

上四味，以水七升，煮麻黄，减二升，去上沫，内诸药，煮取二升，去滓，温服一升。本云：黄耳杯。

【方药分析】方中麻黄宣肺止咳平喘，石膏清透肺脏邪热，麻黄之辛温与石膏之辛寒相配，互相佐制，宣肺平喘而不温燥，清泄肺热而不凉滞。杏仁宣降肺气，协同麻黄以平喘；甘草和中缓急，调和诸药。

【方剂功效】清宣肺热，下气平喘。

【适应证候】邪热壅肺咳喘证。"发汗后，不可更行桂枝汤，汗出而喘，无大热者，可与麻黄杏仁甘草石膏汤。"（63）"下后，不可更行桂枝汤，若汗出而喘，无大热者，可与麻黄杏子甘草石膏汤。"（162）

【临床应用】本方具有清热、宣肺、平喘之功，临床上大凡咳嗽剧烈，发病急骤的患者，多由热邪内迫于肺，气逆不降引起的。只要辨证准确，以麻杏甘石汤为主，再根据临床兼症随证加减，可收到满意的效果。本方可灵活运用于多种呼吸系统炎性病变，如急性肺炎、急性支气管炎、百日咳等多种呼吸系统疾病，及荨麻疹、遗尿、鼻渊、眼疾以及痔疮等病症。

桂枝甘草汤

【歌括】　桂枝炙草取甘温，四桂二甘药不烦。

　　　　　叉手冒①心虚已极，汗多亡液究根源。

【注释】①冒：覆盖。

【白话解】桂枝甘草汤辛温甘平合用。取桂枝四两，甘草二两组方。望诊可见病人双手交叉覆按在心胸部位，此为心阳虚心悸，虚则喜按。究其原因乃大汗伤心液继而伤心阳所致。

【用量用法】桂枝甘草汤方

桂枝四两（去皮）　　　甘草二两（炙）

上二味，以水三升，煮取一升，去滓，顿服。

【方药分析】桂枝甘草汤方中桂枝用量倍于炙甘草，桂枝味辛性温，入心通阳。炙甘草甘温，益气补中。二者配伍，辛甘化阳，补益心阳。本方是温心阳之基础方，药味专捷，又取"顿服"，意在急复心阳。

【方剂功效】温补心阳。

【适应证候】汗伤心阳证。"发汗过多，其人叉手自冒心，心下悸，欲得按者，桂枝甘草汤主之。"（64）

【临床应用】桂枝甘草汤是《伤寒论》治疗心阳虚证的基础方，辨证使用要点是：心悸，欲得按，舌淡，苔白，脉微缓或沉细，属心阳虚的轻浅证候。主治心阳虚心悸证。论中凡属心阳虚，必用此方，如桂枝甘草龙骨牡蛎汤、桂枝去芍药加蜀漆牡蛎龙骨救逆汤、桂枝加桂汤、茯苓桂枝甘草大枣汤、炙甘草汤等。现临床多以本方治疗心血管疾病，如冠心病、肺心病、房室传导阻滞、老年心律失常、低血压等属心阳虚者。亦可加味治疗耳聋、寒疝等症。

茯苓桂枝甘草大枣汤

【歌括】　八两茯苓四桂枝，炙甘四两悸堪治。

　　　　　枣推十五扶中土，煮取甘澜①两度施。

【注释】①甘澜：指甘澜水。一名劳水。程林云："扬之无力，取其不助肾邪也"。钱天来云："动则其性属阳，扬则其势下走。"

【白话解】茯苓桂枝甘草大枣汤方中用茯苓八两，桂枝四两，炙甘草四两，大枣十五枚壮心阳，健脾土，治水邪，平冲逆。主治脐下悸动，欲作奔豚，堪称治悸之专品。需以甘澜水，先煮茯苓，再加入其他药物继续煎煮。

【用量用法】茯苓桂枝甘草大枣汤方

茯苓半斤　桂枝四两（去皮）　　甘草二两（炙）　　大枣十五枚（擘）

上四味，以甘澜水一斗，先煮茯苓，减二升，内诸药，煮取三升，去滓，温服一升，日三服。作甘澜水法：取水二斗，置大盆内，以杓扬之，水上有珠子五六千颗相逐，取用之。

【方药分析】苓桂甘枣汤由桂枝甘草汤加茯苓、大枣而成。重用茯苓，且单独先煎，取其淡渗以平冲，补土以制水，宁心以安神之效。桂枝、甘草温壮心阳。大枣合甘草，培土制水，缓急平冲。煎用甘澜水，扬之无力，取其性柔甘缓，不助水邪。

【方剂功效】温通阳气，利水平冲。

【适应证候】汗伤心阳，欲作奔豚证。"发汗后，其人脐下悸者，欲作奔豚，茯苓桂枝甘草大枣汤主之。"（65）

【临床应用】茯苓桂枝甘草大枣汤为温补心阳，化气行水之方，现代临床多用于神经性心悸、神经性腹泻、神经衰弱、慢性胃炎等疾病而见本方证者。

厚朴生姜半夏甘草人参汤

【歌括】　厚朴半斤姜半斤，一参二草亦须分。

　　　　半升夏最除虚满，汗后调和法出群。

【白话解】厚朴生姜半夏甘草人参汤方由厚朴半斤，生姜半斤，人参一两，甘草二两，半夏半升组成，其药量不同，当须分别。补脾燥湿，消胀除满为除虚胀的要方。太阳病汗后脾虚胀满，以此方消补兼施，疗效出类超群。

【用量用法】厚朴生姜半夏甘草人参汤方

厚朴半斤（炙，去皮）　　生姜半斤（切）　　半夏半升（洗）　　甘草二两　人参一两

上五味，以水一斗，煮取三升，去滓，温服一升，日三服。

【方药分析】方中厚朴化湿下气，消胀除满。半夏、生姜辛散结气，燥湿化痰。人参、甘草补益脾气，塞因塞用，全方共成消补兼施之剂。

【方剂功效】补益脾气，宽中除满。

【适应证候】脾虚腹胀。"发汗后，腹胀满者，厚朴生姜半夏甘草人参汤主之。"（66）

【临床应用】厚朴生姜半夏甘草人参汤消补兼施，凡脾阳虚，气滞为主之腹胀满证，腹泻、呕吐后之腹胀满，宜本方。临床常用本方治疗慢性胃炎、胃扩张、消化不良、肝炎、肾炎、麻痹性肠梗阻、手术后胃腹胀满等属脾虚气滞湿阻者，亦可治疗妊娠恶阻、胃虚呕逆等证。

茯苓桂枝白术甘草汤

【歌括】　病因吐下气冲胸，起则头眩身振从。

茯四桂三术草二，温中降逆效从容。

【白话解】病因吐下后脾虚饮停，水气冲逆。症见气上冲胸、头眩、身体震颤动摇不能自持。方用茯苓四两，桂枝三两，白术、甘草各二两。具有温中降逆的作用，疗效从容。

【用量用法】茯苓桂枝白术甘草汤方

茯苓四两　桂枝三两（去皮）　　白术　甘草（炙）各二两

上四味，以水六升，煮取三升，去滓，分温三服。

【方药分析】本方是苓桂剂诸方的代表方，功专温阳化饮。方中茯苓淡渗利水，养心益脾。桂枝温阳降逆，化气行水。白术健脾散水。甘草补脾和中，与桂枝相伍，辛甘化阳。本方正合"病痰饮者，当以温药和之"的精神。

【方剂功效】温阳健脾利水。

【适应证候】脾虚饮停证。"伤寒若吐若下后，心下逆满，气上冲胸，起则头眩，脉沉紧，发汗则动经，身为振振摇者，茯苓桂枝白术甘草汤主之。"(67)

【临床应用】本方是治疗痰饮病的主要方剂。凡症见胸满气逆、眩晕心悸、舌苔白滑，证属中阳不振水湿为患的病机，均可以本方随症加减治疗。可用于治疗：各类眩晕（耳源性、高血压性、脑震荡后遗症）；呼吸系统疾病（慢性支气管炎、哮喘）；心血管疾病（风湿性心脏病、二尖瓣狭窄兼闭锁不全、心肌损伤、心脏功能不全、心包炎、心包积液）；关节炎、类风湿关节炎；长期低热，自主神经功能紊乱，内分泌失调；持久性低血压；腰痛、尿频、产后恶露不下等。

芍药甘草附子汤

【歌括】　一枚附子胜灵丹，甘芍平行三两看。

汗后恶寒虚故也，经方秘旨孰能攒①。

【注释】①攒：《玉篇·手部》："攒，解也。"了解。

【白话解】芍药甘草附子汤方用附子一枚，芍药、甘草各用三两。汗后恶寒乃阳虚所致。经方奥秘的含义又有谁能完全了解。

【用量用法】芍药甘草附子汤

芍药　甘草（炙）各三两　　附子一枚（炮，去皮，破八片）

上三味，以水五升，煮取一升五合，去滓，分温三服。

【方药分析】方中芍药益阴养血，甘草甘温补中，以益阴养营，缓急舒挛。炮附子味辛大热，与甘草相伍则辛甘化阳，以增温阳之力，共奏双补阴阳之功。

【方剂功效】扶阳益阴。

【适应证候】阴阳两虚证。"发汗，病不解，反恶寒者，虚故也，芍药甘草附子汤主之。"（68）

【临床应用】本方具有扶阳益阴之效，临床适用于阴虚失养、阳虚失温所致筋脉挛急疼痛诸证，病在筋脉、肌肉，证属阴阳虚损，即可活用此方。其应用范围是在芍药甘草汤证的基础上又见恶寒，阳虚较甚，见脉沉弱无力者。如颈椎综合征，三叉神经痛，神经血管性头痛，消化道溃疡，胁痛，腹痛，腓肠肌痉挛等。

茯苓四逆汤

【歌括】　生附一枚两半姜，二甘六茯一参当。

　　　　汗伤心液下伤肾，肾躁心烦得媾①昌。

【注释】①媾（gòu）：交合、交媾。

【白话解】茯苓四逆汤由生附子一枚，干姜一两半，甘草二两，茯苓六两（通行宋版为四两），人参一两。主治大汗上伤心液下伤肾阳，阴阳俱虚，心肾不交烦躁。回阳益阴，阴阳交媾烦平神畅。

【用量用法】茯苓四逆汤方

茯苓四两　人参一两　附子一枚（生用，去皮，破八片）　甘草二两（炙）　干姜一两半

上五味，以水五升，煮取三升，去滓，温服七合，日二服。

【方药分析】方中附子、干姜、甘草乃四逆汤，回阳救逆。重用茯苓，宁心安神。人参与四逆汤相伍，于回阳之中寓护阴之效，益阴之中兼助阳之功。

【方剂功效】回阳益阴，宁心安神。

【适应证候】阴阳两虚之烦躁证。"发汗，若下之，病仍不解，烦躁者，茯苓四逆汤主之。"(69)

【临床应用】本方与四逆汤、四逆加人参汤作用均在回阳救逆，临床运用范围大抵相同。常用于治疗风湿性心脏病、肺心病、冠心病、心肌梗死、眩晕等。

五苓散

【歌括】　　猪术茯苓十八铢，泽宜一两六铢符。

　　　　　　桂枝半两磨调服，暖水频吞汗出苏。

【白话解】五苓散方由猪苓、茯苓十八铢，泽泻一两六铢，桂枝半两研末调服，以暖水少量频服，汗出则愈。

【用量用法】五苓散方

猪苓十八铢（去皮）　　泽泻一两六铢　白术十八铢　茯苓十八铢

桂枝半两（去皮）

上五味，捣为散，以白饮和服方寸匕，日三服。多饮暖水，汗出愈。如法将息。

【方药分析】方中用药五味，以苓为主，故名五苓散。方用茯苓、白术健脾利水；猪苓、泽泻渗湿利水；桂枝通阳化气，兼解表邪。制为散剂。本方桂枝重在化气行水，体现了《金匮要略》"病痰饮者，当以温药和之"之旨。以米汤调散便于服用。再加多饮温水，以助药力，一旦汗出，外则汗出而邪散，内则阳通而水利，故曰"汗出愈"。

【方剂功效】化气行水，兼以解表。

【适应证候】①太阳蓄水证。"太阳病，发汗后，大汗出，胃中干，烦躁不得眠，欲得饮水者，少少与饮之，令胃气和则愈；若脉浮，小便不利，微热消渴者，五苓散主之。"（71）"发汗已，脉浮数，烦渴者，五苓散主之。"（72）"伤寒汗出而渴者，五苓散主之；不渴者，茯苓甘草汤主之。"（73）"中风发热，六七日不解而烦，有表里证，渴欲饮水，水入则吐者，名曰水逆，五苓散主之。"（74）"太阳病，寸缓关浮尺弱，其人发热汗出，复恶寒，不呕，但心下痞者，此以医下之也。如其不下者，病人不恶寒而渴者，此转属阳明也。小便数者，大便必硬，不更衣十日，无所苦也。渴欲饮水，少少与之，但以法救之。渴者，宜五苓散。"（244）

②水痞证。"本以下之，故心下痞，与泻心汤，痞不解。其人渴而口燥烦，小便不利者，五苓散主之。"（156）

③湿郁心烦证。"病在阳，应以汗解之，反以冷水潠之若灌之，其热被劫不得去，弥更益烦，肉上粟起，意欲饮水，反不渴者，服文蛤散。若不差者，与五苓散……"（141）

④霍乱热多欲饮水者。"霍乱，头痛发热，身疼痛，热多欲饮水者，五苓散主之；寒多不用水者，理中丸主之。"（386）

【临床应用】五苓散通阳化气利水，兼解表邪，《金匮要略·痰饮咳嗽病篇》用于"脐下悸，吐涎沫而颠眩"者。临床多用于小便不利、呕吐、泄泻、水肿、痰饮、眩晕、黄疸、癃闭、水疝等病证，属三焦膀胱气化不行，水湿内盛者。无论有无表证，外感内伤皆可化裁使用。临床应用范围极广，皆与水液代谢有关，具阳气不振、气化失司，水湿内盛的病机。临证使用五苓散，当以小便不利，呕吐，口渴，水肿，便溏泄泻，舌淡，苔白滑腻，脉浮数或沉弦细等为审证要点。用于多种水液（或水湿）代谢失常的疾病，泌尿系疾病，如急性肾炎、肾盂肾炎、膀胱炎、尿潴留、泌尿系结石等；积液性疾病，如脑积水、鞘膜积液、心包积液、胸腔积液等；多种眼疾，如眼睑非炎症性水肿、球结膜淋巴液潴留、虹膜睫状体炎和视网膜水肿等；以及急性黄疸型肝炎、充血性心衰、严重腹泻、胃脘痛、顽固性偏头痛等。

茯苓甘草汤

【歌括】 汗多不渴此方求，又治伤寒厥悸忧。

二桂一甘三姜茯①，须知水汗共源流。

【注释】 ①三姜茯：茯苓在现通行宋版为二两。

【白话解】 茯苓甘草汤主治汗多不渴者之胃内停水证，又可用于水停心下阻遏阳气导致的厥逆证，饮邪上逆导致的心下悸，是优良的方剂。方用桂枝二两，甘草一两，生姜三两，茯苓三两。须知水汗本同源，故可发汗以利水。

【用量用法】 茯苓甘草汤方

茯苓二两　桂枝二两（去皮）　甘草一两（炙）　生姜三两（切）

上四味，以水四升，煮取二升，去滓，分温三服。

【方药分析】 方中茯苓健脾利水，桂枝温阳化气，重用生姜温胃散水，甘草和中益气，全方合而为温胃化饮、通阳行水之剂。

【方剂功效】 温胃散水。

【适应证候】①胃内停水证。"伤寒汗出而渴者，五苓散主之；不渴者，茯苓甘草汤主之。"（73）

②水厥证。"伤寒厥而心下悸，宜先治水，当服茯苓甘草汤，却治其厥。不尔，水渍入胃，必作利也。"（356）

【临床应用】本方属苓桂剂类方，主治病证与苓桂术甘汤、五苓散相似。其证候特点以心下悸为主症，属单纯的胃内停水，仅胃脘一府气化失职津难上承，上下二焦乃至中焦脾脏的气化尚属正常，故仍通过气化与经络将津液输布于口舌，故茯苓甘草汤证一般不渴。临床当有心下悸、短气、吐水、厥逆等症。

卷 三

太阳方

栀子豉汤

【歌括】　山栀香豉治何为，烦恼难眠胸窒宜。

　　　　　十四枚栀四合豉，先栀后豉法煎奇。

【白话解】栀子豉汤主治症候是什么？见烦躁、懊憹、失眠，胸中窒者适宜。方用栀子十四枚，香豉四合。先煎栀子，再煎豆豉，煎法奇特。

【用量用法】栀子豉汤方

栀子十四个（擘）　　香豉四合（绵裹）

上二味，以水四升，先煮栀子，得二升半，内豉，煮取一升半，去滓，分为二服。得吐者，止后服。

【方药分析】栀子苦寒，清热除烦，导热下行；豆豉辛凉，气味轻浮，长于宣透。二药一升一降，一清一宣，上下分消，热祛烦止。因香豉烂软辛凉芳香，煎煮时间不宜过长，需包煎后下。

【方剂功效】清宣胸膈郁热。

【适应证候】虚烦证。"发汗后，水药不得入口为逆，若更发汗，必吐下不止。发汗吐下后，虚烦不得眠，若剧者，必反复颠倒，心中懊憹，栀子豉汤主之……"（76）"发汗，若下之，而烦热，胸中窒者，栀子豉汤主之。"（77）"伤寒五六日，大下之后，身热不去，心中结痛者，未欲解也，栀子豉汤主之。"（78）"阳明病，脉浮而紧，咽燥口苦，腹满而喘，发热汗出，不恶寒反恶热，身重。若发汗则躁，心愦愦，反谵语。若加烧针，必怵惕烦躁不得眠。若下之，则胃中空虚，客气动膈，心中懊憹，舌上苔者，栀子豉汤主之。"（221）"阳明病，下之，其外有热，手足温，不结胸，心中懊憹，饥不能食，但头汗出者，栀子豉汤主之。"（228）"下利后更烦，按之心下濡者，为虚烦也，宜栀子豉汤。"（375）

【禁忌证候】脾胃虚寒。"凡用栀子汤，病人旧微溏者，不可与服之。"（81）

【临床应用】栀子豉汤主治热性病后期，余热未尽，留扰胸膈，或早期热势不甚，扰及胸膈。后世温病学派将本方运用于热病卫分已罢，初入气分的轻证。近年来将本方进一步推广应用于表现为中焦湿热的肠伤寒、副伤寒；肝胆湿热黄疸；痰热内扰的病毒性心肌炎等。临证应用本方依据，应抓住心烦、不寐、心中懊憹主症，谨守热扰胸膈，余热未清病机。

栀子甘草豉汤、栀子生姜豉汤

【歌括】　栀豉原方效可夸，气赢①二两炙甘加。

若加五两生姜入，专取生姜治呕家。

【注释】①羸（léi）：虚弱。

【白话解】栀子豉汤原方疗效值得夸赞，中气亏虚者加炙甘草二两。若加入生姜五两，专取其治呕之功。

【用量用法】栀子甘草豉汤方

栀子十四个（擘）　　甘草二两（炙）　　香豉四合（绵裹）

上三味，以水四升，先煮栀子、甘草，取二升半，内豉，煮取一升半，去滓，分为二服，温进一服。得吐者，止后服。

栀子生姜豉汤方

栀子十四个（擘）　　生姜五两　　香豉四合（绵裹）

上三味，以水四升，先煮栀子、生姜，取二升半，内豉，煮取一升半，去滓，分二服，温进一服。得吐者，止后服。

【方药分析】在栀子豉汤证基础上，若兼少气者，原方加甘草以益气；若兼呕吐者，原方加生姜以止呕。

【适应证候】虚烦兼夹证。"发汗后，水药不得入口为逆，若更发汗，必吐下不止。发汗吐下后，虚烦不得眠，若剧者，必反复颠倒，心中懊憹，栀子豉汤主之；若少气者，栀子甘草豉汤主之；若呕者，栀子生姜豉汤主之。"（76）

栀子厚朴汤

【歌括】　　朴须四两枳四枚，十四山栀亦妙哉。

　　　　　　下后心烦还腹满，止烦泄满效兼该①。

【注释】①该：备，具备。

【白话解】栀子厚朴汤方由厚朴四两，枳实四枚，栀子十四枚组成，药方奥妙。主治下后心烦、腹满者。同时具备清热除烦，宽中除满之效。

【用量用法】 栀子厚朴汤方

栀子十四个（擘）　　厚朴四两（炙，去皮）　　枳实四枚（水浸，炙令黄）

上三味，以水三升半，煮取一升半，去滓，分二服，温进一服。得吐者，止后服。

【方药分析】 本方是栀子豉汤去豆豉，专用栀子清热除烦；加厚朴、枳实行气除满。

【方剂功效】 清热除烦，宽中除满。

【适应证候】 热郁胸腹。"伤寒下后，心烦腹满，卧起不安者，栀子厚朴汤主之。"（79）

【临床应用】 本方常用于胃炎、肠炎等消化系统病变，及神经官能症、焦虑症等精神神志病变。症见：烦躁不宁，焦虑不安，脘腹胀满如物阻塞之感。伴见失眠，惊惕不安，呕恶纳呆，大便不调，溺黄，舌尖红，苔腻，脉弦滑。

栀子干姜汤

【歌括】　　十四山栀二两姜，以丸误下救偏方。

微烦身热君须记，辛苦相需尽所长。

【白话解】 栀子十四枚，干姜二两组成栀子干姜汤。救治由于误服峻下丸药导致的身热不去，微烦而使用的方子，这些要牢记。辛开苦降，寒热并用，清郁热，温脾寒，相互配合，尽其所长。

【用量用法】栀子干姜汤方

栀子十四个（擘）　干姜二两

上二味，以水三升半，煮取一升半，去滓，分二服，温进一服。得吐者，止后服。

【方药分析】本方以栀子苦寒，清上焦郁热；干姜辛热，温中焦虚寒。

【方剂功效】清热除烦，温中散寒。

【适应证候】热郁胸膈兼中寒下利。"伤寒，医以丸药大下之，身热不去，微烦者，栀子干姜汤主之。"（80）

【临床应用】本方药味简练，主治证候也相对单纯，若证候复杂，可根据兼症不同酌情加味。可治疗消化系统和神经系统的一些病症，如急慢性胃肠炎、菌痢、胃肠神经官能症；也可与其他方剂配合治疗急慢性肝炎、胆囊炎、支气管炎等。辨证要点是上热中寒诸症。上热即热郁胸膈的症状：身热、心烦、苔薄黄；中寒即中焦虚寒的症状：胃脘腹部冷痛，食少便溏等。

真武汤

【歌括】　生姜芍茯数皆三，二两白术一附探。

　　　　　便短咳频兼腹痛，驱寒镇水与君谈。

加减歌曰：咳加五味要半升，干姜细辛一两具；小便若利恐耗津，须去茯苓肾始固；下利去芍加干姜，二两温中能守住；若呕去附加生姜，足前须到半斤数。

【白话解】真武汤方中生姜、芍药、茯苓各用三两，白术二两，附子一枚。症见小便少、咳嗽频剧兼有腹痛。本方驱寒镇水之功，与你详谈。

加减法：咳嗽者加五味子半升，干姜、细辛各一两具备；小便利者恐耗津液，须去掉原方中的茯苓来固肾；下利者去掉阴柔的芍药，加干姜二两，温中散寒；呕吐者，去附子加生姜须到八两，以温中止呕。

【用量用法】真武汤方

茯苓三两　芍药三两　白术二两　生姜三两（切）　附子一枚（炮，去皮，破八片）

上五味，以水八升，煮取三升，去滓，温服七合，日三服。若咳者，加五味子半升、细辛一两、干姜一两；若小便利者，去茯苓；若下利者，去芍药，加干姜二两；若呕者，去附子，加生姜，足前为半斤。

【方药分析】本方用生姜宣发肺气；白术苦温，燥湿健脾，使水有所制；炮附子辛热温阳化气，使水有所主。术附同用，还可温煦经脉以除寒湿。三味药分别作用于上中下三焦。茯苓淡渗，佐白术健脾，是于制水中有利水之用；芍药活血脉，利小便，又可敛阴和营制姜附刚燥之性，使之温经散寒而不伤阴。

本方加减之法：若咳者，是水寒犯肺，加干姜、细辛温肺散寒，加五味子收敛肺气；小便利者不须淡渗，故去茯苓；下利甚者，是阴盛阳衰，去芍药之苦泄，加干姜以温中；水寒犯胃而呕者，可加重生姜用量，以和胃降逆。至于去附子，因附子为本方主药，似以不去为宜。

【方剂功效】温阳镇水。

【适应证候】①误汗伤阳，水气冲逆。"太阳病发汗，汗出不解，其人仍发热，心下悸，头眩，身𝟭动，振振欲擗地者，真武汤主之。"（82）

②少阴阳虚水泛。"少阴病，二三日不已，至四五日，腹痛，小便不利，四肢沉重疼痛，自下利者，此为有水气。其人或咳，或小便利，或下利，或呕者，真武汤主之。"（316）

【临床应用】因水饮流动不居，真武汤的临床表现可涉及全身上下。其辨证要点有：心悸，头眩，身体肌肉跳动，浮肿，小便不利，畏寒肢冷；或见腹痛腹泻，呕吐；或见咳喘气逆，舌质淡胖，边有齿痕，舌苔白滑，脉沉细等。常为慢性疾患迁延日久，损伤脾肾之阳，而成阳气亏虚，水气不化之证。可广泛用于现代医学中的呼吸系统、循环系统、泌尿系统等多系统疾病，如慢性支气管炎、哮喘、肺源性心脏病、风湿性心脏病、心力衰竭、慢性胃肠炎、肝炎、肝硬化、各种贫血、慢性肾炎、慢性肾盂肾炎、肾病综合征、癫痫、脑震荡后遗症等等。凡属脾肾阳虚、水气泛滥的，大都可以奏效。具体运用当中应抓住阳虚水气不化的病机，以及发热、恶寒、肢体浮肿、心悸、眩晕等主要临床症状。

小柴胡汤

【歌括】　柴胡八两少阳凭，枣十二枚夏半升。

　　　　三两姜参苓与草，去渣重煎有奇能。

加减歌曰：胸烦不呕除夏参，楼实一枚应加煮，若渴除夏加人参，合前四两五钱与；楼根清热且生津，再加四两功更钜；腹中痛者除黄芩，芍加三两对君语；胁下痞硬大枣除，牡蛎四两应生杵；心下若悸尿不长，除芩加茯四两侣；外有微热除人参，加桂三两汗休阻；咳除参枣并生姜，加入干姜二两许；五味半升法宜加，温肺散寒力莫御。

【白话解】小柴胡汤主治邪入少阳，方用柴胡八两，大枣十二枚，半夏半升，生姜、人参、黄芩、甘草各三两。去掉药渣后将药液重上火浓缩，可使药味和合，这一煎法具有和解少阳之奇功。

加减法：胸中烦而不呕者，去掉半夏、人参，加栝楼实一枚；若口渴去掉半夏，加人参至四两五钱，加栝楼根四两清热生津；腹中痛者，去掉黄芩，加芍药三两；胁下痞硬者去大枣，加生牡蛎应捣碎；若心下悸小便不利，去黄芩加茯苓四两相配；外有微热者，去人参，加入桂枝三两发汗解表；咳嗽者去人参、大枣、生姜，加入干姜二两左右，五味子半升，则温肺散寒之力不能阻挡。

【用量用法】小柴胡汤方

柴胡半斤　黄芩三两　人参三两　半夏半升（洗）　甘草（炙）
生姜各三两（切）　大枣十二枚（擘）

上七味，以水一斗二升，煮取六升，去滓，再煎取三升，温服一升，日三服。若胸中烦而不呕者，去半夏、人参，加栝楼实一枚；若渴，去半夏，加人参合前成四两半、栝楼根四两；若腹中痛者，去黄芩，加芍药三两；若胁下痞硬，去大枣，加牡蛎四两；若心下悸、小便不利者，去黄芩，加茯苓四两；若不渴，外有微热者，去人参，加桂枝三两，温覆微汗愈；若咳者，去人参、大枣、生姜，加五味子半升、干姜二两。

【方药分析】方中柴胡味辛，宣散半表之邪；黄芩味苦，清半里之热，柴芩相配，共解半表半里之邪，为小柴胡汤之主药。半夏、生姜，调理脾胃而降逆止呕。凡邪入少阳，意味着正气不足，用人参、炙甘草、大枣甘温益气和中，扶正以祛邪。

或然症宜随症加减：胸中烦而不呕，是邪热聚于胸中，胃气尚和，故去人参之补，恐其助邪，不呕故去半夏；加瓜蒌实荡涤胸中痰热而除烦。如渴，是木火内郁，损伤津液，故去辛燥之半夏；加人参、栝楼根甘苦凉润以生津。如腹中痛，为脾络不通，故去苦寒之黄芩；加芍药破阴结，通脾络而止腹痛。若胁下痞硬，是少阳经气郁结较重，故去壅满之大枣；加牡蛎以软坚散结。如心下悸，小便不利，是三焦水道失调，水气上犯下停，故去苦寒之黄芩；加茯苓以利水宁心。如不渴，外有微热，是表邪未尽，故去人参之补益，以防留邪；加桂枝微汗以解表邪。如咳者，乃肺寒气逆，故去人参、大枣之壅滞；加干姜温肺散寒，五味子收敛肺气；既加干姜，就不必再加生姜。

【方剂功效】畅达气机，运转枢机，和解少阳。

【适应证候】①外感病邪入少阳证。"太阳病，十日以去，脉浮细而嗜卧者，外已解也。设胸满胁痛者，与小柴胡汤。脉但浮者，与麻黄汤。"（37）"伤寒五六日，中风，往来寒热，胸胁苦满，嘿嘿不欲饮食，心烦喜呕，或胸中烦而不呕，或渴，或腹中痛，或胁下痞硬，或心下悸、小便不利，或不渴、身有微热，或咳者，小柴胡汤主之。"（96）"血弱气尽，腠理开，邪气因入，与正气相搏，结于胁下。正邪分争，往来寒热，休作有时，嘿嘿不欲饮食。脏腑相连，其痛必下，邪高痛下，故使呕也，小柴胡汤主之。服柴胡汤已，渴者，属阳明，以法治之。"（97）"伤寒四五日，身热恶风，颈项强，胁下满，手足温而渴者，小柴胡汤主之。"（99）"伤寒，阳脉涩，阴脉弦，法当腹中急痛，先与小建中汤。不差者，小柴胡汤主之。"（100）"伤寒中风，有柴胡证，但见一证便是，不必悉具。凡柴胡汤病证而下之，若柴胡证不罢者，复予柴胡汤，必蒸蒸而振，却复发热汗出而解。"（101）"太阳病，过经十余日，反二三下之，后四五日，柴胡证仍在者，先与小柴胡汤；呕不止，心下急，郁郁微烦者，为未解也，与大柴胡汤下之则愈。"（103）"伤寒五六日，呕而发热者，柴胡汤证具，而以他药下之，柴胡证仍在者，复与柴胡汤。此虽已下之，不为逆，必蒸蒸而振，却发热汗出而解。"（149）"本太阳病不解，转入少阳者，胁下硬满，干呕不能食，往来寒热，尚未吐下。脉沉紧者，与小柴胡汤。"（266）

②热入血室证。"妇人中风，七八日续得寒热，发作有时，经水适断者，此为热入血室。其血必结，故使如疟状，发作有时，小柴胡汤主之。"（144）

③阳微结证。"伤寒五六日，头汗出，微恶寒，手足冷，心下满，口不欲食，大便硬，脉细者，此为阳微结，必有表，

复有里也。脉沉，亦在里也，汗出为阳微，假令纯阴结，不得复有外证，悉入在里，此为半在里半在外也。脉虽沉紧，不得为少阴病，所以然者，阴不得有汗，今头汗出，故知非少阴也，可与小柴胡汤。设不了了者，得屎而解。"（148）

④三焦水火升降失司，阳明热实证。"阳明病，发潮热，大便溏，小便自可，胸胁满不去者，与小柴胡汤。"（229）"阳明病，胁下硬满，不大便而呕，舌上白苔者，可与小柴胡汤。上焦得通，津液得下，胃气因和，身濈然汗出而解。"（230）"阳明中风，脉弦浮大，而短气，腹都满，胁下及心痛，久按之气不通，鼻干，不得汗，嗜卧，一身及目悉黄，小便难，有潮热，时时哕，耳前后肿，刺之小瘥，外不解。病过十日，脉续浮者，与小柴胡汤。"（231）

⑤厥阴转出少阳证。"呕而发热者，小柴胡汤主之。"（379）

⑥瘥后发热证。"伤寒差以后，更发热，小柴胡汤主之。脉浮者，以汗解之；脉沉实者，以下解之。"（394）

【禁忌证候】脾虚饮停证。"得病六七日，脉迟浮弱，恶风寒，手足温，医二三下之，不能食而胁下满痛，面目及身黄，颈项强，小便难者，与柴胡汤，后必下重；本渴饮水而呕者，柴胡不中与也，食谷者哕。"（98）

【临床应用】小柴胡汤证的辨证要点是邪入少阳，枢机不利，正邪分争，胆热犯胃的症状：往来寒热，胸胁苦满，嘿嘿不欲饮食，心烦喜呕，或口苦咽干目眩，舌其常见于外感热病，也见于某些内伤杂症或其他疾病。

小柴胡汤是治疗少阳病胆火内郁，枢机不利的主方，仲景将其用于治少阳阳明同病、三阳合病、黄疸腹痛呕吐、热入血室及"产妇郁冒，其脉微弱，呕不能食，大便反坚，但头汗出"（《金匮要略》）等病证。

小柴胡汤证的病机主要由郁、热、虚三部分组成。郁，为枢机不利，疏泄失调；热，由郁致，又因郁而不得宣泄；虚，是指正气不足。小柴胡汤中的前三味药柴胡、黄芩、人参，就是针对其病机郁、热、虚而设。小柴胡汤是治疗少阳病胆火内郁，枢机不利的主方，《金匮要略》还将其用于黄疸腹痛呕吐、热入血室及产后郁冒证。后世医家，在此方基础上化裁加减创制出许多著名方剂，如柴葛解肌汤、柴胡陷胸汤、柴芩汤等。临床可治疗流感，上感，肺炎，渗出性胸膜炎，慢性胃肠炎，急慢性胆系感染，消化性溃疡，高血压病，风心病，冠心病，心绞痛，心律失常，急慢性胃炎，急慢性肾盂肾炎，泌尿系结石，各种头痛，梅尼埃病，肋间神经痛，胆石症，肠梗阻，人流术后，产后感染，小儿各种感染性、传染性疾病及厌食症，急性黄疸性肝炎，慢性迁延性乙型肝炎，腮腺炎，疟疾，周期性精神病，类疟顽症，支气管肺炎，病毒性心肌炎等具有少阳郁滞，枢机不利，内外上下、肝胆脾胃不和合之病机者。辨证依据为往来寒热，胸胁苦满，嘿嘿不欲饮食，心烦喜呕，舌苔薄白或微黄，脉弦或弦细的主症，及邪犯少阳，枢机不利的病机。

小建中汤

【歌括】　建中即是桂枝汤，倍芍加饴绝妙方。

饴取一升六两芍，悸烦腹痛有奇长。

【白话解】小建中汤乃桂枝汤倍用芍药加胶饴而成，是奇妙的方子。胶饴用一升，芍药用六两。主治心悸心烦，里虚腹痛，有奇特的效果。

【用量用法】小建中汤方

桂枝三两（去皮）　　芍药六两　　生姜三两（切）　　甘草二两（炙）　　大枣十二枚（擘）　　胶饴一升

上六味，以水七升，煮取三升，去滓，内饴，更上微火消解。温服一升，日三服。呕家不可用建中汤，以甜故也。

【方药分析】小建中汤是桂枝汤倍芍药加饴糖而成。方中重用饴糖，甘温补中；桂枝、生姜温中散寒；芍药和阴补血；大枣、甘草补中益气。共成平补阴阳，建复中焦，生化气血，缓急止痛之剂。

【方剂功效】建补中州，生化气血，寓汗于补。

【适应证候】①少阳兼里虚寒证。"伤寒，阳脉涩，阴脉弦，法当腹中急痛，先与小建中汤。不差者，小柴胡汤主之。"（100）

②里虚邪扰。"伤寒二三日，心中悸而烦者，小建中汤主之。"（102）

【禁忌证候】中满呕吐者。"呕家不可用小建中汤，以甜故也。"（102）

【临床应用】小建中汤方以温中补虚、缓急止痛为主，并可调和阴阳、柔肝理脾，故临床以腹痛、喜温喜按、心悸、发热而见面色无华，舌淡红，脉沉弱或虚弦为证治要点。本方在

《金匮要略》中，主治虚劳里急腹中痛、悸、衄、梦失精、虚劳发黄等证。临床依据其建补中焦，调养气血，益阴和阳的功用，可广泛应用于：胃及十二指肠球部溃疡、溃疡性结肠炎、胃酸过多症、胃酸过少症、慢性萎缩性胃炎、慢性浅表性胃炎、胃下垂、胃肠痉挛、胃弛缓、习惯性便秘、慢性肝炎等消化系统疾病；高血压、低血压、心律失常等心血管系统疾病；痛经、产后血虚发热、围绝经期综合征等妇科疾病；以及神经衰弱、眩晕、遗精、蛔虫性腹痛、脐疝痛等。

大柴胡汤

【歌括】　八柴四枳五生姜，芩芍三分二大黄。

半夏半升十二枣，少阳实证下之良。

【白话解】大柴胡汤方由柴胡八两，枳实四枚，生姜五两，黄芩三两，芍药三两，大黄二两，半夏半升，大枣十二枚。具有泻下少阳热实的作用。

【用量用法】大柴胡汤方

柴胡半斤　黄芩三两　芍药三两　半夏半升（洗）　生姜五两（切）　枳实四枚（炙）　大枣十二枚（擘）

上七味，以水一斗二升，煮取六升，去滓，再煎，温服一升，日三服。一方加大黄二两。若不加，恐不为大柴胡汤。

【方药分析】方为小柴胡汤去人参、炙甘草加大黄、芍药、枳实而成。减少扶正之力。在小柴胡汤和解少阳的基础上，加枳实行气分之结，加芍药破血分之结。加大黄泻热开结，增强祛邪之功。因呕不止，生姜增量至五两。

【方剂功效】枢转少阳，开结泻热。

【适应证候】少阳胆腑热实证。"太阳病，过经十余日，反二三下之，后四五日，柴胡证仍在者，先与小柴胡汤。呕不止，心下急，郁郁微烦者，为未解也，与大柴胡汤，下之则愈。"（103）"伤寒十余日，热结在里，复往来寒热者，与大柴胡汤；但结胸，无大热者，此为水结在胸胁也，但头微汗出者，大陷胸汤主之。"（136）"伤寒发热，汗出不解，心中痞硬，呕吐而下利者，大柴胡汤主之。"（165）

【临床应用】大柴胡汤适应证候为往来寒热，或见发热，汗出不解，心下痞硬，或心下满痛，兼及两胁，郁郁微烦，呕吐较剧，大便秘结，或胆热下迫大肠而下利，舌红苔黄腻微燥，脉沉弦有力。现代多用于治疗胃痛、胁痛、呕吐、腹痛等多种病症。尚有以本方加减化裁，治疗流行性感冒、肝炎、胆囊炎、急慢性胰腺炎、腹膜炎等病症，使用依据是病机属少阳兼阳明里实者。

柴胡加芒硝汤

【歌括】　　小柴分两照原方，二两芒硝后入良。

　　　　　　误下热来日晡①所，补兼荡涤有奇长。

【注释】①日晡：同"日铺"，日交申时而食。指申时。

【白话解】柴胡加芒硝汤方用小柴胡汤，药量比例遵原方。芒硝二两后入溶化。误下而致阳明热盛日晡所加剧。扶助正气，荡涤阳明胃肠此方效佳。

【用量用法】柴胡加芒硝汤方

柴胡二两十六铢　黄芩一两　人参一两　甘草一两（炙）　生姜一两（切）　半夏二十铢（本云五枚，洗）　大枣四枚（擘）　芒硝二两

上八味，以水四升，煮取二升，去滓，内芒硝，更煮微沸，分温再服，不解更作。

【方药分析】本方药味组成是以小柴胡汤原量之1/3，加芒硝。小柴胡汤和解少阳，芒硝泻热祛实。因药量较轻，可称为和解泄热之轻剂。

【方剂功效】和解少阳，泻热去实

【适应证候】少阳兼阳明里实证。"伤寒十三日不解，胸胁满而呕，日晡所发潮热，已而微利，此本柴胡证，下之以不得利，今反利者，知医以丸药下之，此非其治也。潮热者，实也，先宜服小柴胡汤以解外，后以柴胡加芒消汤主之。"（104）

【临床应用】柴胡加芒硝汤方中小柴胡汤之量甚轻，不用大黄、枳实，仅加芒硝尤善清泄胃热。临床上凡发病较久，正气偏虚，抑或少阳病未罢将罢，邪初传阳明，阳明病证较轻，或伤寒少阳未解，阳明燥实不甚，证候从往来寒热转为日晡潮热，胸胁满而呕，里有热结或腹满，舌干苔白或黄，脉弦实者，可应用本方治疗。

桃仁承气汤①

【歌括】　五十桃仁四两黄，桂硝二两草同行。

　　　　膀胱热结如狂证，外解方攻用此汤。

【注释】①桃仁承气汤：《伤寒论》原文名为桃核承气汤。

【白话解】桃仁承气汤方用桃仁五十个，大黄四两，桂枝、芒硝、甘草各二两，膀胱血热互结症见如狂。待表证已解后才可使用此方，以之泄热逐瘀。

【用量用法】桃仁承气汤方

桃仁五十个（去皮尖）　大黄四两　桂枝二两（去皮）　甘草二两（炙）　芒硝二两

上五味，以水七升，煮取二升半，去滓，内芒硝，更上火，微沸下火，先食温服五合，日三服，当微利。

【方药分析】方中桃仁苦平，活血化瘀。大黄苦寒，攻逐瘀血，导热下行。芒硝咸入血分，软坚化瘀，泻热通下。桂枝温通经络，畅利血行，且防大黄、芒硝过寒凝血；甘草调和药物，保护胃气。全方共奏泻热逐瘀之功。本方宜空腹服下，使药能直达病所。服药后，患者"当微利"。

【方剂功效】活血逐瘀，通下泻热。

【适应证候】太阳蓄血轻证。"太阳病不解，热结膀胱，其人如狂，血自下，下者愈。其外不解者，尚未可攻，当先解其外，外解已，但少腹急结者，乃可攻之，宜桃核承气汤。"（106）

【禁忌证候】表证未解。"……其外不解者，尚未可攻，当先解其外，外解已，但少腹急结者，乃可攻之……"（106）

【临床应用】桃仁承气汤证具有血热和瘀结的双重特征，辨证要点是少腹急结或硬满，小便自利，其人如狂，或有发热，以午后或夜间为甚，舌有瘀斑，脉弦涩。临床抓住桃仁承

84

气汤证"热"与"瘀"的病机，即可临床活用此方。本方为活血化瘀的传统要方，也是临床运用广泛的经方之一。常用于治疗妇科疾病和精神疾病，如痛经、闭经、崩漏、难产、子宫肌瘤、盆腔炎、附件炎、宫外孕、郁证、狂证等。还用于治疗脑外伤、肠梗阻、糖尿病、传染病、皮肤病等。

柴胡加龙骨牡蛎汤

【歌括】　参苓龙牡桂丹铅，苓夏柴黄姜枣全。

　　　　　枣六余皆一两半，大黄二两后同煎。

【白话解】柴胡加龙骨牡蛎汤方由人参、龙骨、牡蛎、桂枝、铅丹、茯苓、半夏、柴胡、大黄、生姜、大枣组成。大枣用六枚，其他药物用一两半，大黄二两后入煎服。

【用量用法】柴胡加龙骨牡蛎汤方

柴胡四两　龙骨　黄芩　生姜（切）　铅丹　人参　桂枝（去皮）　茯苓各一两半　半夏二合半（洗）　大黄二两　牡蛎一两半（熬）　大枣六枚（擘）

上十二味，以水八升，煮取四升，内大黄，切如棋子，更煮一两沸，去滓，温服一升。本云，柴胡汤，今加龙骨等。

【方药分析】柴胡加龙骨牡蛎汤是由小柴胡汤去甘草，加龙骨、牡蛎、桂枝、茯苓、铅丹、大黄而成。因邪入少阳，故以小柴胡汤以和解少阳，宣畅枢机。加桂枝温阳化气、通达郁阳；加大黄泻热和胃；加龙骨、牡蛎、铅丹重镇安魂；加茯苓淡渗利水，宁心安神；去甘草，免其甘缓留邪。诸药相合，寒温同用，攻补兼施，肝胆调和，热祛魂安。方中铅丹有毒，临床可以灵磁石、生铁落等品代替。

【方剂功效】和解少阳，通阳泄热，重镇安魂。

【适应证候】少阳胆火内郁，扰乱肝魂。"伤寒八九日，下之，胸满烦惊，小便不利，谵语，一身尽重，不可转侧者，柴胡加龙骨牡蛎汤主之。"（107）

【临床应用】柴胡加龙骨牡蛎汤具有枢转少阳，通利三焦，调和肝胆，镇惊宁神之功。用治枢机不利，三焦失通，胆火内郁，肝魂被扰，虚实互见的病证。其临床表现的病机特征：即病在少阳，涉及少阳经脉、胆腑、三焦；以及因少阳木邪郁滞而化火、因三焦决渎失职而水停，从而形成痰邪的病机的演变。临床据烦惊、谵语为主症，以胸满等少阳脉症为辨证要领。将本方应用于中医诊断之癫狂、癫痫、心悸、失眠等，或者西医诊断之精神分裂症、癫痫、神经官能症、甲状腺功能亢进、心脏病、高血压等，常可取得很好疗效。临床主要证候有精神不安或神情呆滞，失眠多梦，胸胁苦满，身重，小便不利，心悸，胡言乱语，便秘，舌质红，苔或黄或白，脉弦等。

桂枝去芍药加蜀漆牡蛎龙骨救逆汤

【歌括】　　桂枝去芍已名汤，蜀漆还加龙牡藏。

　　　　　　五牡四龙三两漆，能疗火劫病惊狂。

【白话解】桂枝去芍药汤已是一个独立的方剂，桂枝去芍药加蜀漆牡蛎龙骨救逆汤于桂枝去芍药汤加牡蛎五两，龙骨四两，蜀漆三两组成。主治火劫发汗后病发惊狂。

【用量用法】桂枝去芍药加蜀漆牡蛎龙骨救逆汤方

桂枝三两（去皮）　甘草二两（炙）　生姜三两（切）　大枣十二枚（擘）　牡蛎五两（熬）　蜀漆三两（洗去腥）　龙骨四两

上七味，以水一斗二升，先煮蜀漆，减二升，内诸药，煮取三升，去滓，温服一升。本云桂枝汤，今去芍药，加蜀漆、牡蛎、龙骨。

【方药分析】本方由桂枝汤去芍药加蜀漆、龙骨、牡蛎组成。方中桂枝、甘草温通心阳，加龙骨、牡蛎潜镇心神。蜀漆乃常山之苗，有涤痰开窍之能。生姜、大枣调理脾胃，化生气血。所以去芍药者，是因芍药性凉属阴，非阳虚所宜，故去之。所以名救逆者，是因病势险恶，须急温心阳以救之。

【方剂功效】温补心阳，豁痰通窍，潜敛心神。

【适应证候】心阳虚，心神浮越。"伤寒脉浮，医以火迫劫之，亡阳，必惊狂，卧起不安者，桂枝去芍药加蜀漆牡蛎龙骨救逆汤主之。"（112）

【临床应用】本方有重镇安神和豁痰止狂的功用。现代用本方治疗精神分裂症、神经官能症、癔病、围绝经期综合征、高血压病、脑病等属心阳虚衰，心神浮越，复被痰扰者。其辨证要点是：心悸，惊狂，卧起不安，舌淡，苔黏腻，脉浮滑。为心阳虚衰之重证。

桂枝加桂汤

【歌括】　　气从脐逆号奔豚，汗为烧针启病源。

　　　　　　只取桂枝汤本味，再加二两桂枝论。

【白话解】自觉有气从脐下少腹部位上冲心胸，发作欲死须臾复止者名为奔豚。此病源于用烧针的方法发汗伤及心阳。方用桂枝汤原方加桂枝二两。

【用量用法】桂枝加桂汤方

桂枝五两（去皮）　　芍药三两　生姜三两（切）　甘草二两（炙）

大枣十二枚（擘）

上五味，以水七升，煮取三升，去滓，温服一升。本云：桂枝汤今加桂满五两。所以加桂者，以能泄奔豚气也。

【方药分析】本方即桂枝汤重用桂枝五两而成。重用桂枝，意在温通心阳，以制肾水，共奏温通心阳，平冲降逆之功。

【方剂功效】温通心阳，平冲降逆。

【适应证候】阳虚奔豚。"烧针令其汗，针处被寒，核起而赤者，必发奔豚。气从少腹上冲心者，灸其核上各一壮，与桂枝加桂汤，更加桂二两也。"（117）

【临床应用】桂枝加桂汤主治奔豚气病，奔豚气病的临床表现复杂多样。临床常见的某些心脏病、神经官能症患者，可出现奔豚气，用本方治疗效果满意。本方的辨证要点是：阵发性气从少腹上冲心，发作欲死，伴心悸，四肢欠温，舌质淡，苔白润，脉浮缓或沉迟。为阳气虚弱、阴寒上冲之奔豚病证。根据桂枝加桂汤温通心阳，平冲降逆的功用，临床还可用于治疗外感、头痛、膈肌痉挛等病症。

桂枝甘草龙骨牡蛎汤

【歌括】　　二甘一桂不雷同，龙牡均行二两通。

　　　　　　火逆下之烦躁起，交通上下取诸中。

【白话解】桂枝甘草龙骨牡蛎汤方用炙甘草二两，桂枝一两，两味药的用量不同。龙骨、牡蛎各二两。主治误用火法造成火逆证，复用下法心阳虚心神浮越而形成的烦躁。本方温复心阳，重镇安神，可取交通上下之功。

【用量用法】桂枝甘草龙骨牡蛎汤方

桂枝一两（去皮）　　甘草二两（炙）　　牡蛎二两（熬）　　龙骨二两

上四味，以水五升，煮取二升半，去滓，温服八合，日三服。

【方药分析】本方即桂枝甘草汤加龙骨、牡蛎而成。桂枝、甘草，辛甘化阳以治本。龙骨、牡蛎，镇潜安神以治标。全方标本兼治，阳复烦止。

【方剂功效】温复心阳，重镇安神。

【适应证候】心阳虚烦躁。"火逆下之，因烧针烦躁者，桂枝甘草龙骨牡蛎汤主之。"（118）

【临床应用】桂枝甘草龙骨牡蛎为温通心阳，潜镇安神之方，体现了标本兼治的法则，临床运用率较高。可用于病毒性心肌炎、心肌炎后遗症、心肌劳损等心脏病。及证属心阳虚的神志病变，如神经衰弱、失眠、夜游、癔病、舞蹈病等。亦可用治遗精、带下、荨麻疹等。

抵当汤

【歌括】　　大黄三两抵当汤，里指任冲不指胱。

　　　　　　虻蛭桃仁各三十，攻其血下定其狂。

【白话解】抵当汤方由大黄三两，虻虫、水蛭、桃仁各三十个组成（桃仁在现行宋版中为二十个）。其主治的蓄血证病位不在膀胱而在冲任二脉。抵当汤破血逐瘀主治瘀热上扰导致的发狂。

【用量用法】抵当汤方

水蛭（熬）　　虻虫（去翅足，熬）各三十个　　桃仁二十个（去皮尖）大黄三两（酒洗）

上四味，以水五升，煮取三升，去滓，温服一升，不下，更服。

【方药分析】水蛭、虻虫为方中主药，直入血络，破血逐瘀；佐桃仁活血化瘀，大黄泻热下瘀。

【方剂功效】破血消瘀。

【适应证候】①太阳蓄血重证。"太阳病六七日，表证仍在，脉微而沉，反不结胸，其人发狂者，以热在下焦，少腹当硬满，小便自利者，下血乃愈。所以然者，以太阳随经，瘀热在里故也。抵当汤主之。"（124）"太阳病身黄，脉沉结，少腹硬，小便不利者，为无血也。小便自利，其人如狂者，血证谛也，抵当汤主之。"（125）

②阳明蓄血证。"阳明证，其人喜忘者，必有畜血。所以然者，本有久瘀血，故令喜忘。屎虽硬，大便反易，其色必黑者，宜抵当汤下之。"（237）"病人无表里证，发热七八日，虽脉浮数者，可下之。假令已下，脉数不解，合热则消谷善饥，至六七日不大便者，有瘀血，宜抵当汤。"（257）

【临床应用】临床主要根据虫类药直入血络，破血逐瘀的特点，用本方治疗各种癥瘕积聚类的蓄血重证，如肝脾肿大、肿瘤、宫外孕、结核性（干性）胸膜炎及腹膜炎等。本方为攻逐瘀血峻剂，使用时对年高、体弱、孕妇或有内出血者，宜慎用。

抵当丸

【歌括】　卅①五桃仁三两黄，蛀虫水蛭廿枚详。

　　　　　捣丸四个煎宜一，有热尿长腹满尝。

【注释】①卅（sà）：三十的合音。现通行宋版为二十五枚。

【白话解】抵当丸方用桃仁三十五枚，大黄三两，蛀虫、水蛭各二十枚。上药捣后制为四枚丸药，每次水煮一丸。主治伤寒瘀热互结于下焦，小便自利，少腹硬满之蓄血证。

【用量用法】抵当丸方

水蛭二十个（熬）　　蛀虫二十个（去翅足，熬）　　桃仁二十五个（去皮尖）　　大黄三两

上四味，捣分四丸，以水一升煮一丸，取七合服之。晬时当下血，若不下者，更服。

【方药分析】本方与抵当汤一方二法。改汤剂为丸剂。从药物质地来看，方中水蛭、蛀虫、桃仁适合入丸散剂。水蛭、蛀虫的用量可相应减少1/3，桃仁用量增加有赋形剂的作用。煮丸的煎服法，使药力不逊于汤剂。蓄血重证，未至发狂病势稍缓者宜用丸剂。

【方剂功效】破血逐瘀。

【适应证候】蓄血重证势缓者。"伤寒有热，少腹满，应小

便不利，今反利者，为有血也，当下之，不可余药，宜抵当丸。"（126）

大陷胸丸

【歌括】　　大陷胸丸法最超，半升葶苈杏硝调。

项强如痓①君须记，八两大黄取急消。

【注释】①痓：《集韵》曰："风病也"。亦有认为"痓"当是"痉"字之误。《金匮玉函经》《脉经》作"痉"，筋脉拘急之意。

【白话解】大陷胸丸的治法最奇特，方用葶苈子、杏仁、芒硝各半升，大黄八两。主治项强不舒如柔痉的症状，这一点要牢记。

【用量用法】大陷胸丸方

大黄半斤　葶苈子半升（熬）　　芒硝半升　杏仁半升（去皮尖，熬黑）

上四味，捣筛二味，内杏仁、芒硝，合研如脂，和散，取如弹丸一枚；别捣甘遂末一钱匕，白蜜二合，水二升，煮取一升，温顿服之。一宿乃下，如不下，更服，取下为效。禁如药法。

【方药分析】方中大黄、芒硝泻热破结荡除实邪，甘遂攻逐水饮。由于水位偏高，故以杏仁、葶苈子利肺调气，导水下行，互为合用，共奏泻热逐水破结之功。因水热结聚部位偏上，攻之宜缓，故佐白蜜甘以缓之，制为丸剂，以图徐徐驱除高位之水。

【方剂功效】泻热逐水破结。

【适应证候】结胸偏上。"结胸者，项亦强，如柔痉状，下之则和，宜大陷胸丸。"（131 下）

【临床应用】本方泻热逐水，峻药缓攻，历代医家对本方的临床运用不乏阐发。《类聚方广义》记载，大陷胸丸主治痰饮疝瘕，心胸痞塞结痛，痛连项臂膊者。庞安时提出："虚弱家不耐大陷胸汤，即以大陷胸丸下之。"现常用于治疗证属水热有形之邪内结的多种病证，如膈间留饮表现偏上者；外感病后，饮食过量，胸脘结痛证候较轻者；胸水、小儿喘息性支气管炎、绞窄性膈疝、癫狂等病证而不耐大陷胸汤峻攻者。

大陷胸汤

【歌括】　　一钱甘遂一升硝，六两大黄力颇饶。

　　　　　　日晡热潮腹痛满，胸前结聚此方消。

【白话解】大陷胸汤方用甘遂一钱，芒硝一升，大黄六两，其泻热逐水之功很强。主治水热互结于胸膈胃脘的大结胸病，症见日晡申时所发潮热，脘腹疼痛，按之石硬，使用此方即可消除。

【用量用法】大陷胸汤方

大黄六两（去皮）　　芒硝一升　甘遂一钱匕

上三味，以水六升，先煮大黄取二升，去滓，内芒硝，煮一两沸，内甘遂末，温服一升。得快利，止后服。

【方药分析】方中甘遂峻逐水饮、泻热破结；配大黄苦寒，泻热荡实以导下；芒硝咸寒，软坚散结以通腑。芒硝溶化，甘遂末冲服，只大黄需煎煮。全方力峻效猛，应中病即止，不可过服伤正。

【方剂功效】泻热逐水开结。

【适应证候】大结胸病。"太阳病，脉浮而动数，浮则为风，数则为热，动则为痛，数则为虚。头痛发热，微盗汗出，而反恶寒者，表未解也。医反下之，动数变迟，膈内拒痛，胃中空虚，客气动膈，短气躁烦，心中懊侬，阳气内陷，心下因硬，则为结胸，大陷胸汤主之。若不结胸，但头汗出，余处无汗，剂颈而还，小便不利，身必发黄。"（134）"伤寒六七日，结胸热实，脉沉而紧，心下痛，按之石硬者，大陷胸汤主之。"（135）"伤寒十余日，热结在里，复往来寒热者，与大柴胡汤；但结胸，无大热者，此为水结在胸胁也，但头微汗出者，大陷胸汤主之。"（136）"太阳病，重发汗而复下之，不大便五六日，舌上燥而渴，日晡所小有潮热，从心下至少腹硬满而痛不可近者，大陷胸汤主之。"（137）"伤寒五六日，呕而发热者，柴胡汤证具，而以他药之下，柴胡证仍在者，复与柴胡汤。此虽已下之，不为逆，必蒸蒸而振，却发热汗出而解。若心下满而硬痛者，此为结胸也，大陷胸汤主之。"（149）

【禁忌证候】①兼见正气大虚者。"结胸证，其脉浮大者，不可下，下之则死。"（132）

②兼见躁扰不宁者。"结胸证悉具，烦躁者亦死。"（133）

【临床应用】本方为泻热逐水之峻剂，方中之甘遂，泻热逐水，长于泻胸腹之积水；大黄、芒硝，泻热荡实，与甘遂配合能使水热之结，皆从大便泻除，临床多以本方治疗邪热与水饮结聚胸腹诸证。如渗出性胸膜炎、急性胰腺炎、腹膜炎、肠梗阻、肝硬化腹水等症见胸膈脘腹疼痛、压痛、硬满拒按，舌红苔黄腻，脉弦数，证属水热病邪结聚于胸膈脘腹，正气未衰者。

小陷胸汤

【歌括】　　按而始痛病犹轻，脉络凝邪心下成。

　　　　　　夏取半升连一两，瓜蒌整个要先烹。

【白话解】小陷胸汤主治痰热互结于心下导致的小结胸病。病位局限于心下，按之始痛，病情较前之大陷胸汤证轻浅。其病机是因痰热之邪凝结于心下之络脉而成。方用半夏半升，黄连一两，瓜蒌一枚单独先煎。

【用量用法】小陷胸汤方

黄连一两　半夏半升（洗）　　瓜蒌实大者一枚

上三味，以水六升，先煮瓜蒌，取三升，去滓，内诸药，煮取二升，去滓，分温三服。

【方药分析】方中黄连苦寒，清泄心下热结；半夏辛温，祛痰涤饮开结，两味合用，苦降辛开，而善治痰热互结之证。瓜蒌清热化痰，宽胸散结，既能配黄连清泄热邪，又能协半夏化痰开结，其药力比大陷胸汤轻而缓和，故名小陷胸汤。

【方剂功效】清热化痰散结。

【适应证候】小结胸病。"小结胸病，正在心下，按之则痛，脉浮滑者，小陷胸汤主之。"（138）

【临床应用】运用本方重点应抓住病机中"痰、热、结"

三个特点。临床上邪热与痰浊结于心下，影响胃府，或肺之宣降，症见胸脘痞满，按之疼痛，或咳嗽、痰黏、便秘、苔黄腻、脉浮滑者皆可用之。可治疗食道炎、食道贲门失弛缓症、急慢性胃炎、急性胆囊炎、慢性肝炎等消化系统疾病，及急慢性支气管炎、肺气肿、肺炎、渗出性胸膜炎等呼吸系统疾病。

文蛤散

【歌括】　水渍^①原逾汗法门，肉中粟起更增烦。

　　　　　意中思水还无渴，文蛤磨调药不繁。

【注释】①渍：同"噀"。含在口中而喷出。将水含在口中而喷洒病人，是古代退热的一种方法。

【白话解】以渍法给发热的病人物理退热有悖于发汗解表的治法原则。湿邪郁表肤表形成小米粒状的湿疹，湿阻阳郁更增心烦。意欲饮水，反不口渴，不能多饮。以文蛤一味药研磨成散剂服用，药味不繁杂。

【用量用法】文蛤散方

文蛤五两

上一味为散，以沸汤和一方寸匕服，汤用五合。

【方药分析】文蛤即海蛤之有纹理者。清热化湿，且利小便。

【方剂功效】清热化湿。

【适应证候】湿郁心烦证。"病在阳，应以汗解之，反以冷水渍之若灌之，其热被劫不得去，弥更益烦，肉上粟起，意欲饮水，反不渴者，服文蛤散……"（141）

白散

【歌括】　巴豆熬①来研似脂，只须一分守成规。

更加桔贝均三分，寒实结胸细辨医。

【注释】①熬：《说文解字》曰："熬，干煎也。"相当于现在的"炒"，即焙法。

【白话解】巴豆焙炒后研成脂状，以巴豆一份，要遵守成规。另加桔梗、贝母各三份，按比例制为散剂。主治寒实结胸证，要仔细辨别。

【用量用法】白散方

桔梗三分　巴豆一分（去皮心，熬黑，研如脂）　　贝母三分

上三味，为散，内巴豆，更于臼中杵之，以白饮和服。强人半钱匕，羸者减之。病在膈上必吐，在膈下必利。不利，进热粥一杯；利过不止，进冷粥一杯。

【方药分析】方中桔梗开提肺气，通调水道。巴豆，大辛大热，散冷积，逐寒水。贝母消痰散结。三味药以 3∶1∶3 的比例，制为散剂。每次服半钱匕，病人体质较弱体重轻，需减少用量。巴豆药力峻猛。服后顽痰水饮结于膈上者，可吐而出之；结于膈下者，可泻而祛之。吐下易伤胃气，需用"白饮"，即米汤送服。因巴豆大辛大热，得热则行，遇冷则止，故服后"不利进热粥一杯，利过不止进冷粥一杯"以作调节。三味药俱呈白色，故称三物白散。

【方剂功效】温寒逐水，祛痰开结。

【适应证候】寒实结胸证。"寒实结胸，无热证者，与三物

97

小陷胸汤，白散亦可服。"（141）

【临床应用】本方服用后既可使病人剧烈吐、泻，医家临床多用本方治疗气管食道间停潴壅塞的痰涎异物，腹水肿胀（寒实性）者，用之可通过呕吐或泻下而迅速排出。亦治疗呼吸系统疾病，如肺痈、白喉、支气管炎、支气管哮喘、肺炎等属于寒痰冷饮结聚者。

卷 四

太 阳 方

柴胡桂枝汤

【歌括】　小柴原方取半煎，桂枝汤入复方全。

　　　　　阳中太少相因病，偏重柴胡作仔肩①。

【注释】①仔肩：担负的责任、任务。语出《诗·周颂·敬之》："佛时仔肩。"

【白话解】柴胡桂枝汤方用小柴胡汤原方剂量一半，再加入桂枝汤原方剂量一半组成复方。主治太阳、少阳相因为病。以小柴胡汤和解少阳之功为主。

【用量用法】柴胡桂枝汤方

桂枝一两半（去皮）　黄芩一两半　人参一两半　甘草一两（炙）半夏二合半（洗）　芍药一两半　大枣六枚（擘）　生姜一两半（切）柴胡四两

上九味，以水七升，煮取三升，去滓，温服一升。

【方药分析】本方取小柴胡汤、桂枝汤各剂量之半，合剂成方。以桂枝汤调和营卫，解太阳未尽之邪。以小柴胡汤和解枢机，以祛少阳初入之热。本方为双解太阳少阳之轻剂。

【方剂功效】发汗解肌，和解少阳。

【适应证候】太少并病。"伤寒六七日，发热微恶寒，支节烦疼，微呕，心下支结，外证未去者，柴胡桂枝汤主之。"（146）

【临床应用】柴胡桂枝汤作为小柴胡汤与桂枝汤的合方，原为伤寒太阳少阳合病而设。既有和解少阳，解肌发表之功，可治外感伤寒太少两阳之病；又有外和营卫，内调气血之效，可治内伤杂病营卫气血经脉不通之病。临床常用治太少同感、发热、咳嗽、喘证、胁痛、胃脘痛、呕吐、痹证、水肿等病证。也有报道可治疗癫痫、夜尿症、胆囊炎、胆石症、肝炎、胰腺炎、眩晕症、胸膜炎、肋间神经痛、胃及十二指肠疾患、急性肾盂肾炎、流行性出血热轻型、慢性鼻窦炎、荨麻疹、产后发热、原因不明的发热、儿童精神型起立型调节障碍、小儿厌食症等病症，具有少阳兼太阳病机者。

柴胡桂枝干姜汤

【歌括】　　八柴二草蛎干姜，芩桂宜三栝四尝。

　　　　　　不呕渴烦头汗出，少阳枢病要精详。

【白话解】柴胡桂枝干姜汤方由柴胡八两，甘草、牡蛎、干姜二两，黄芩、桂枝各三两，栝楼根四两组成。辨识主症包括：不呕、口渴、心烦、但头汗出。少阳枢机不利为其病机关键，对此要有精当、详尽的认识。

【用量用法】柴胡桂枝干姜汤方

柴胡半斤　桂枝三两（去皮）　干姜二两　栝楼根四两　黄芩三两　牡蛎二两（熬）　甘草二两（炙）

上七味，以水一斗二升，煮取六升，去滓，再煎取三升，温服一升，日三服，初服微烦，复服汗出便愈。

【方药分析】本方由小柴胡汤去半夏、人参、大枣、生姜，加桂枝、栝楼根、牡蛎、干姜而成。方中柴胡、黄芩，和解少阳，枢转气机；栝楼根、牡蛎，化痰软坚；桂枝、干姜，温化痰饮。因不呕，故去半夏、生姜；因水饮内停，故去人参、大枣之壅补。因痰结阳郁，故初服正邪相争，而见微烦。复服则阳气通达，表里调和，汗出而愈。

【方剂功效】和解枢机、温化水饮。

【适应证候】少阳病兼水饮内结。"伤寒五六日，已发汗而复下之，胸胁满微结，小便不利，渴而不呕，但头汗出，往来寒热，心烦者，此为未解也，柴胡桂枝干姜汤主之。"（147）

【临床应用】本方适应证的主要特点包括两方面：一者，少阳病典型表现。往来寒热，胸胁满，心烦等；二者，三焦决渎功能失调，水饮留结于中的症状表现。胸胁满微结、小便不利、口渴、但头汗出等。病变部位涉及胸、胁、肋，以及少阳经脉所过之部位，如乳房、耳、目等。本方可用于治疗：胃及十二指肠溃疡、慢性胃炎、急慢性胆囊炎、胆石症、急慢性肝炎、肝硬化等消化系统疾病；肺炎、肺结核、肺门淋巴结炎、胸膜炎等呼吸系统疾病；神经衰弱、癔病、癫痫、精神分裂症等神经系统疾病；急慢性肾炎、肾病综合征、尿毒症等泌尿系统疾病，以及糖尿病、乳腺增生、子宫功能性出血、急慢性中耳炎、结膜炎等病症。

半夏泻心汤

【歌括】 三两姜参炙草芩，一连痞证呕多寻。

半升半夏枣十二，去滓重煎守古箴^①。

【注释】①箴（zhēn）：规劝，告诫。

【白话解】半夏泻心汤方由干姜、人参、炙甘草、黄芩各三两，黄连一两，半夏半升，大枣十二枚组成。以心下痞、呕吐为主治症候。煎药需用去滓再煎法，要遵守古人的告诫。

【用量用法】半夏泻心汤方

半夏半升（洗） 黄芩 干姜 人参 甘草（炙）各三两 黄连一两 大枣十二枚（擘）

上七味，以水一斗，煮取六升，去滓，再煎取三升，温服一升，日三服。

【方药分析】方中半夏燥湿化痰，开结降逆，和胃消痞，为方中主药。干姜与芩、连相伍，干姜气味辛散，芩、连气味苦降，合则辛开苦降，宣达结气，以泻心消痞，体现舍性取用的配伍特点。干姜尚能化饮，芩连尚能燥湿。人参、大枣、甘草补益脾胃，复其升降之职。取去滓再煎之法，意在使药性和合，作用协调，并行不悖，而利于和解。

【方剂功效】辛开苦降，泻心消痞。

【适应证候】痞硬证。"伤寒五六日，呕而发热者，柴胡汤证具，而以他药之下，柴胡证仍在者，复与柴胡汤。此虽已下之，不为逆，必蒸蒸而振，却发热汗出而解。若心下满而硬痛者，此为结胸也，大陷胸汤主之。但满而不痛者，此为痞，柴胡不中与之，宜半夏泻心汤。"（149）

【临床应用】半夏泻心汤证的辨证依据主要是脾胃湿热壅遏，脾胃气机升降失常为主，临床以胃脘部胀闷或者疼痛为主症，多伴有脾虚湿盛的相关症状，如舌苔白腻或黄腻，脉弱或微，泄泻或便秘等。在此方基础上加味，大大扩展了其临床应用范围，现代常用本方治疗消化系统、心血管系统、妇科、眩晕、失眠等疾病。但临证应用本方依据，应抓住胃脘部胀闷或疼痛等症状，或紧守脾胃湿热壅遏，气机升降失常的病机。

十枣汤

【歌括】　大戟芫花甘遂平，妙将十枣煮汤行。

中风表证全除尽，里气未和此法程①。

【注释】①程：程式、法度。

【白话解】十枣汤方由大戟、芫花、甘遂等量组成，巧妙的是用肥大枣十枚煮汤送服。适用于太阳中风表证已完全解除，只是里气未和、饮停胸胁者，以此方可作为治疗的法度。

【用量用法】十枣汤方

芫花（熬）　甘遂　大戟

【注意事项】①共为细末，枣汤送服。"上三味，等分，各别捣为散。以水一升半，先煮大枣肥者十枚，取八合，去滓，内药末。"

②小量开始，逐渐增大药量，根据患者的体质状况决定服

药量。"强人服一钱匕，羸人服半钱……若下少病不除者，明日更服加半钱"。

③清晨空腹服药。"温服之，平旦服"。

④中病即止，注意饮食调养。"得快下利后，糜粥自养。"

【方药分析】芫花、大戟、甘遂三药，均为峻逐水饮药，力猛效速。以大枣名方，其义有二：一是顾护胃气。使水邪去而正不伤。与方后注"糜粥自养"的意义相同。二是缓逐水邪。水居高位，用大枣甘以缓之，防止药过病所。

【方剂功效】峻逐水饮。

【适应证候】悬饮证。"太阳中风，下利呕逆，表解者，乃可攻之。其人漐漐汗出，发作有时，头痛，心下痞硬满，引胁下痛，干呕短气，汗出不恶寒者，此表解里未和也，十枣汤主之。"（152）

【临床应用】本方主治证候当与《金匮要略·痰饮咳嗽病篇》之悬饮条合参。临症凡水饮内停于胸腹或周身而正气未虚且无明显寒热之象，以胸胁支满，呼吸短促，咳唾引胸胁痛为主症者，均可使用。常用于渗出性胸膜炎，结核性渗出性胸膜炎引起之胸腔积液，肝硬化及恶性肿瘤引起的胸腹腔积液或腹水；亦可用于治疗肾炎水肿、小儿肺炎、胃酸过多症、肾病综合征、尿毒症等。

大黄黄连泻心汤

【歌括】　　痞证分歧辨向趋，关浮心痞按之濡①。

　　　　　大黄二两黄连一，麻沸汤②调病缓驱。

【注释】①濡：同"软"，柔软。

②麻沸汤：将沸的热水。

【白话解】导致心下痞的原因众多，要辨识成因及正气祛邪的趋向。症见关脉浮、心下痞按之软者。治用大黄二两、黄连一两，以开水浸泡饮服，旨在使药力和缓，可消除中焦无形之热，病证可解。

【用量用法】大黄黄连泻心汤方

大黄二两　黄连一两

上二味，以麻沸汤二升，渍之须臾，绞去滓，分温再服。

【方药分析】方中大黄、黄连苦寒，苦则泻心消痞，寒则清泄热邪。二药合用，热自泄，气得畅，痞自消。本方运用之妙，在于煎法。因大黄苦寒气厚味重，煎煮之后，多走肠胃而具泻下作用，故本方不取煎煮而以麻沸汤浸渍，绞汁饮之，取其气之轻清上行。如此运用，既能清泄心下无形之热以消痞，又可避免大黄苦寒泻下之弊。

【方剂功效】泄热消痞。

【适应证候】气痞证。"心下痞，按之濡，其脉关上浮者，大黄黄连泻心汤主之。"（154）

【禁忌证候】表证未解。"伤寒大下后，复发汗，心下痞，恶寒者，表未解也。不可攻痞，当先解表，表解乃可攻痞。解表宜桂枝汤，攻痞宜大黄黄连泻心汤。"（164）

【临床应用】适用于火热内盛于中焦，或热壅气滞，或火热上炎，或迫血妄行导致的各类病证，症见口渴、溲赤、苔黄、脉数等。可用于：①无形热邪所致脾胃功能失常、气机升降失调的消化系统疾病，如急、慢性胃肠炎、细菌性痢疾、胆囊炎等。②无形热邪灼迫血分的某些循环系统疾病，如高血压病、高脂血症等。③热邪内陷内迫于肺，或热邪灼伤肺络，血热妄行所致的某些呼吸系统疾病，如肺炎、急性支气管炎、肺性脑病等。④火热炽盛，邪热上扰清窍所致的某些五官科及口腔科疾患，如口鼻生疮、针眼、眼痈、鼻衄、齿衄、唇肿、牙痛等。

附子泻心汤

【歌括】　一枚附子泻心汤，一两连芩二大黄。

　　　　　汗出恶寒心下痞，专煎轻渍要参详。

【白话解】附子泻心汤方由附子一枚，黄连、黄芩各一两，大黄二两组成。由于表阳虚而致汗出、恶寒，气机壅塞而致心下痞。附子单独煎煮，黄连、黄芩、大黄以开水轻泡，这种特殊煎法需参照详记。

【用量用法】附子泻心汤方

大黄二两　黄连一两　黄芩一两　附子一枚（炮，去皮，破，别煮取汁）

上四味，切三味，以麻沸汤二升渍之，须臾，绞去滓，内附子汁，分温再服。

【方药分析】方用大黄、黄连、黄芩之苦寒，清泻邪热，以散痞结；以附子之辛热，温经复阳，固表止汗。大黄、黄连、黄芩三味以开水浸渍取轻清之气，附子则需煎煮，甚至久煎。故本方采用了特殊的分煎法。

【方剂功效】泄热消痞，扶阳固表。

【适应证候】气痞兼表阳虚。"心下痞，而复恶寒汗出者，附子泻心汤主之。"（155）

【临床应用】本方适用于中焦热邪内盛，阳气不足导致的：①证属热邪内阻，又兼阳虚的消化系统疾病，如胃及十二指肠溃疡病、结肠炎、胃脘痛、下利热厥、慢性痢疾、便秘等。②证属邪热内郁，又兼阳虚，以眩晕、胸脘痞闷、恶寒汗出为辨证要点的某些循环系统疾病，如高血压病、脑血管意外（中风）等。③证属阳气虚衰，热邪内郁，浊毒泛滥，而见脘腹胀满、恶心呕吐、尿少或溲闭表现的某些泌尿系统疾病，如慢性肾功能衰竭（尿毒症）。辨证要点是心下痞，按之濡，心烦口渴，恶寒汗出，舌红苔黄，脉微数。

生姜泻心汤

【歌括】　　汗余痞证四生姜，芩草人参三两行。

　　　　　一两干姜枣十二，一连半夏半升量。

【白话解】外感汗后出现心下痞，方用生姜四两、黄芩、甘草、人参各三两，干姜一两，大枣十二枚，黄连一两，半夏半升。

【用量用法】生姜泻心汤方

生姜四两（切）　　甘草三两（炙）　　人参三两　　干姜一两　　黄芩三两　　半夏半升（洗）　　黄连一两　　大枣十二枚（擘）

上八味，以水一斗，煮取六升，去滓，再煎取三升，温服一升，日三服。附子泻心汤，本云加附子。

【方药分析】本方由半夏泻心汤加生姜四两，减干姜二两组成。生姜量大为君，开结散水。半夏泻心汤诸药仍和胃消痞。因加生姜，故减少干姜的用量，以防寒热药性有所偏重。

【方剂功效】泻心消痞，宣散水气。

【适应证候】痞硬兼水食不化。"伤寒汗出解之后，胃中不和，心下痞硬，干噫食臭，胁下有水气，腹中雷鸣，下利者，生姜泻心汤主之。"（157）

【临床应用】本方临床应用与半夏泻心汤大致相同。重用生姜增强了消水散饮的作用。临床上诸如慢性胃炎、消化不良、胃酸过多症、胃扩张、急慢性肠炎、胃下垂、胃肠型感冒等。症见有心下痞，嗳气，下利，腹中鸣响，胁下疼痛，或下肢浮肿，小便不利者，服本方更为适宜。如果水气较重，还可加入茯苓，以增强健脾利水的作用。

甘草泻心汤

【歌括】　　下余痞作腹雷鸣，甘四姜芩三两平。

　　　　　一两黄连半升夏，枣枚十二擘[1]同烹。

【注释】①擘（bāi）：同掰。

【白话解】外感汗后出现心下痞、腹中肠鸣声响，治以甘草泻心汤，方由炙甘草四两、干姜、黄芩各三两，黄连一两，半夏半升，大枣十二枚掰开同煎。

【用量用法】甘草泻心汤方

甘草四两（炙）　黄芩三两　干姜三两　半夏半升（洗）　大枣十二枚（擘）　黄连一两

上六味，以水一斗，煮取六升，去滓，再煎取三升，温服一升，日三服。

【方药分析】 本方即半夏泻心汤加重甘草用量而成。甘草为君药，以补中缓急，使胃虚得补，急利得缓，余药仍和胃消痞。本方无人参，当属传抄脱漏。因半夏泻心汤与生姜泻心汤均有人参，考《金匮》、《千金》、《外台》等，本方中亦有人参，且本证又是三痞硬证中正气最虚者，故必具人参无疑。

【方剂功效】 泻心消痞，补中和胃。

【适应证候】 痞硬兼脾虚。"伤寒中风，医反下之，其人下利日数十行，谷不化，腹中雷鸣，心下痞硬而满，干呕心烦不得安，医见心下痞，谓病不尽，复下之，其痞益甚，此非结热，但以胃中虚，客气上逆，故使硬也，甘草泻心汤主之。"（158）

【临床应用】 本方适用于脾胃虚弱，中焦升降失司，气机痞塞而症见心下痞硬胀满，腹中雷鸣，下利至甚，水谷不化等表现的消化系统疾病。因其组成基本同半夏泻心汤，故应用范围也基本同于半夏泻心汤。但本方由于重用甘草补中，故其更适宜于脾胃虚弱者。

赤石脂禹余粮汤

【歌括】　　赤石余粮各一斤，下焦下利此汤欣。

　　　　　　理中不应宜斯法，炉底填来得所闻。

【白话解】 赤石脂禹余粮汤方由赤石脂、禹余粮各一斤，治疗下焦滑脱不禁的下利，此方效佳。下利治以温中散寒的理中汤无效者宜用此法，就好比听说的用物填塞疏漏的炉底一样。

【用量用法】赤石脂禹余粮汤方

赤石脂一斤（碎）　　太一禹余粮一斤（碎）

上二味，以水六升，煮取二升，去滓，分温三服。

【方药分析】方中赤石脂甘酸性温，禹余粮甘涩性平，二药具有收涩固脱的功用，善治久泻久利，滑脱不禁之证。

【方剂功效】固脱止利。

【适应证候】下焦滑脱不禁之下利。"伤寒服汤药，下利不止，心下痞硬。服泻心汤已，复以他药下之，利不止，医以理中与之，利益甚。理中者，理中焦，此利在下焦，赤石脂禹余粮汤主之，复不止者，当利其小便。"（159）

【临床应用】本方临床主要用于治疗下元不固之久泻不止、滑脱不禁等病证，如慢性肠炎或慢性痢疾、消化不良等久泻滑脱者，亦可用治疗崩中漏下、带下、脱肛属滑脱不固者。

旋覆代赭汤

【歌括】　　五两生姜夏半升，草旋三两噫①堪凭。

　　　　　人参二两赭石一，枣十二枚力始胜。

【注释】①噫：同"嗳"。饱食或积食后，胃里的气体从嘴里出来并发出声音。

【白话解】旋覆代赭汤方由生姜五两，半夏半升，甘草和旋覆花各三两，人参二两，代赭石一两，大枣十二枚组成。嗳气不止之症，可凭借此方。

【用量用法】旋覆代赭汤方

旋覆花三两　　人参二两　　生姜五两　　代赭一两　　甘草三两（炙）
半夏半升（洗）　　大枣十二枚（擘）

上七味，以水一斗，煮取六升，去滓，再煎取三升。温服一升，日三服。

【方药分析】方中旋覆花消痰降逆，代赭石重镇降逆，生姜和胃降逆，半夏祛痰降逆，上四药同具降逆止噫之功。人参、大枣、甘草，补中益气，扶正祛邪。全方补降合用，以降为主。方中生姜重用五两取其散饮消痞之功。代赭石为矿物类药材，质重，仅用一两防止药力直趋于下，以利降肝气之逆。

【方剂功效】和胃消痰降逆。

【适应证候】痰气痞。"伤寒发汗，若吐若下，解后，心下痞硬，噫气不除者，旋覆代赭汤主之。"（161）

【临床应用】现代医家用本方治疗证属胃气虚弱，痰浊内结，胃失和降之证。症见嗳气呃逆，呕吐恶心，心下痞闷。主治病症包括：胃虚气逆，肝胃不和，痰饮内阻的消化系统疾病，如贲门痉挛、食道贲门失弛缓症、胃肠神经官能症、食道梗阻、十二指肠壅积症、肿瘤放疗或化疗之胃肠反应等；胃虚气逆痰阻的神经系统疾患，如眩晕、呕吐、梅尼埃病、神经官能症、癔病等；胃虚气逆痰阻的妊娠恶阻；外科疾病手术后或非手术治疗后，证属胃虚气弱而嗳气不止，或腹胀呕吐，心下痞硬，神疲纳差者。

桂枝人参汤

【歌括】　人参汤即理中汤，加桂后煎痞利尝。

桂草方中皆四两，同行三两术参姜。

【白话解】人参汤即为理中汤，桂枝后入煎煮，主治心下痞、下利的协表寒利证。方中桂枝、甘草皆用四两，白术、人参、干姜各三两。

【用量用法】桂枝人参汤方

桂枝四两（别切）　　甘草四两（炙）　　白术三两　　人参三两
干姜三两

上五味，以水九升，先煮四味，取五升，内桂，更煮取三升，去滓，温服一升，日再夜一服。

【方药分析】温中止利，兼以解表。

【方剂功效】桂枝人参汤，方由理中汤加桂枝组成。理中汤在《金匮要略》中又称人参汤，故名。方用干姜温中祛寒，人参、白术、甘草，补益脾气，桂枝解太阳之邪。本方煎服法要求先煎人参汤四味，使其发挥温中散寒、健脾益气的效用。后下桂枝，意在取其轻清之气，使其有利于发越表邪。

【适应证候】协表寒利。"太阳病，外证未除，而数下之，遂协热而利，利下不止，心下痞硬，表里不解者，桂枝人参汤主之。"（163）

【临床应用】本方具温中散寒兼以解表之功，适用于治疗虚寒性腹泻或表证而兼中焦虚寒的多种疾病，如感冒、流行性感冒、腺病毒肺炎、急慢性肠炎、慢性胃肠炎、慢性痢疾、胃及十二指肠球部溃疡、结肠炎、小儿秋季腹泻等。

瓜蒂散

【歌括】　　病在胸中气分乖①，咽喉息碍痞难排。

平行瓜豆还调豉，寸脉微浮涌吐佳。

【注释】①乖：不和谐。

【白话解】瓜蒂散主治病证由寒痰水饮积于胸中气机郁阻不畅所致。症见气上冲喉咽，气息不利，胸中痞硬。方用瓜蒂、赤小豆等分，豆豉煎汤调服。寸脉微浮示病在上焦，用涌吐之法治疗效佳。

【用量用法】瓜蒂散方

瓜蒂一分（熬黄）　赤小豆一分

本方涌吐之力颇猛，且有毒，临床必须注意使用方法：①瓜蒂、赤小豆各取等份，分别研为细末，混合均匀，每次取一至两克，用豆豉十克，煎汤冲服。"上二味，各别捣筛，为散已，合治之，取一钱匕，以香豉一合，用热汤七合，煮作稀糜，去滓，取汁和散，温顿服之。"

②从小量开始，据药后反应，调整剂量，中病即止，切勿过量。"不吐者，少少加，得快吐乃止。"

【方药分析】瓜蒂味极苦有毒，善涌吐、胸膈痰涎、宿食。赤小豆味酸，善于祛湿利水，与瓜蒂相伍，酸苦涌泄，增强催吐之力。豆豉轻清宣泄，载药上行。

【方剂功效】涌吐痰实。

【适应证候】痰阻胸膈证。"病如桂枝证，头不痛，项不强，寸脉微浮，胸中痞硬，气上冲喉咽，不得息者，此为胸有寒也。当吐之，宜瓜蒂散。"（166）"病人手足厥冷，脉乍紧者，邪结在胸中，心下满而烦，饥不能食者，病在胸中，当须吐之，宜瓜蒂散。"（355）

【禁忌证候】年老体弱、孕妇产后、咯血、吐血等气血亏虚之人当禁之。"诸亡血虚家，不可与瓜蒂散。"（166）

【临床应用】瓜蒂散为吐法的代表方。因瓜蒂有毒，副作用较大，临床当慎用。据报道此方可治疗：胸膈痰涎、宿食阻滞，症见胸脘满闷，恶心欲吐，复不能吐，气上冲咽喉，呼吸迫促而无明显正虚者；因痰引发的某些病症，如痰涎壅滞于膈上的哮喘，痰蒙清窍之癫狂、癫痫；服毒后的救治。

黄芩汤、黄芩加半夏生姜汤

【歌括】　　枣枚十二守成箴，二两芍甘三两芩。

　　　　　　利用本方呕加味，姜三夏取半升斟。

【白话解】黄芩汤方由大枣十二枚，芍药、甘草二两，黄芩三两组成。见呕吐者，于本方基础上可斟酌加生姜三两，半夏半升。

【用量用法】黄芩汤方

黄芩三两　芍药二两　甘草三两（炙）　　大枣十二枚（擘）

上四味，以水一斗，煮取三升，去滓，温服一升，日再，夜一服。

黄芩加半夏生姜汤方

黄芩三两　芍药二两　甘草二两（炙）　　大枣十二枚（擘）　　半夏半升（洗）　　生姜一两半（一方三两，切）

上六味，以水一斗，煮取三升，去滓。温服一升，日再夜一服。

【方药分析】黄芩苦寒，清泻胆火，燥湿止利。芍药苦泄，调血疏邪，通络止痛。甘草、大枣，益气养血，缓急止痛。兼呕吐者，加半夏生姜，降逆止呕。

【方剂功效】黄芩汤：清热坚阴止利。

黄芩加半夏生姜汤：清热坚阴止利，降逆和胃止呕。

【适应证候】少阳胆火内迫胃肠。"太阳与少阳合病，自下利者，与黄芩汤；若呕者，黄芩加半夏生姜汤主之。"（172）

【禁忌证候】厥热胜复证。"伤寒脉迟六七日，而反与黄芩汤彻其热。脉迟为寒，今与黄芩汤，复除其热，腹中应冷，当不能食，今反能食，此名除中，必死。"（333）

【临床应用】此方黄芩入胆经，主治气分；芍药走肝络，主治血分。为治胆火下迫大肠脓血痢疾的良方。后世治痢名方如朱丹溪的黄芩芍药汤、张洁古的芍药汤等都由此方加减而成。《医方集解》称此方为"万世治痢之祖方"。本方还用于治疗伏气温病，为清里热的主方，不限于治下利，此为温病学家对《伤寒论》的发展。临床主要用于治疗细菌性痢疾和阿米巴痢疾及慢性溃疡性结肠炎等。辨证要点为发热，口苦，小便短赤，下利灼肛，或大便利而不爽，有热臭气，腹部疼痛，脉弦数。·

黄连汤

【歌括】　腹疼呕吐藉枢能，二两参甘夏半升。

连桂干姜各三两，枣枚十二妙层层。

【白话解】症见腹痛、呕吐，要清上温下，枢转脾胃。方用人参、甘草二两，半夏半升，黄连、桂枝、干姜各三两，大枣十二枚，此方有层层妙处。

【用量用法】黄连汤方

黄连三两　甘草三两（炙）　　干姜三两　桂枝三两（去皮）　　人参二两　半夏半升（洗）　　大枣十二枚（擘）

上七味，以水一斗，煮取六升，去滓，温服，昼三夜二。

【方药分析】方中黄连苦寒以清上热，兼以降逆；干姜辛热以温下寒，兼以止痛，二药为方中主药。桂枝温通，宣达上下阳气，以清除寒热格拒。半夏辛开结气，降逆止呕。人参、大枣、甘草，补益脾胃，以调升降。六升煎液分五次服用，少量频服防止药后呕吐，且使药性持久。

【方剂功效】清上温下，和胃降逆。

【适应证候】胃热脾寒证。"伤寒胸中有热，胃中有邪气，腹中痛，欲呕吐者，黄连汤主之。"（173）

【临床应用】本方临症以上热下寒，升降失调为基本病机，以腹中冷痛，欲呕吐为主症。现代对急慢性胃肠炎、慢性胆囊炎、胆结石、胆汁返流性胃炎、浅表性胃炎、神经性呕吐、某些溃疡病、溃疡性结肠炎和其他肠道疾病，妇产科的胎漏、胎动不安以及口腔溃疡等，只要见到以疼痛、呕吐、心下痞满，或胁下痛、腹泻等见证者，均可考虑使用本方。

桂枝附子汤

【歌括】　　三姜二草附枚三，四桂同投是指南。

　　　　　　大枣方中十二粒，痛难转侧此方探。

【白话解】桂枝附子汤方由生姜三两，甘草二两，附子三枚，桂枝四两，大枣十二枚组成。主治风寒挟湿阻滞导致的肢体关节疼痛，身体疼痛而难于转侧的可用此方。

【用量用法】桂枝附子汤方

桂枝四两（去皮）　　附子三枚（炮，去皮，破）　　生姜三两（切）

大枣十二枚（擘）　　甘草二两（炙）

上五味，以水六升，煮取二升，去滓，分温三服。

【方药分析】 方中附子助阳化湿止痛，为治风寒湿痹要药。桂枝通阳化气利水，为治水湿内停要药。桂附合用，使表里之湿分消。姜枣调和营卫，甘草和中缓急。

【方剂功效】 温阳祛寒，化湿止痛。

【适应证候】 风寒湿痹。"伤寒八九日，风湿相搏，身体疼烦，不能自转侧，不呕不渴，脉浮虚而涩者，桂枝附子汤主之。若其人大便硬，小便自利者，去桂加白术汤主之。"（174）

【临床应用】 本方所主治证候属风湿相搏，阳虚不能温化寒湿，身体疼痛酸烦较重，甚至转侧困难。医家多用本方治疗肌肉风湿痛证，以汗出恶风寒（或有发热），身体疼痛，转侧不能自如，大便溏，小便不利，舌苔水滑色白或腻，脉浮虚为主要临床表现。可治疗：阳气不足，风寒湿邪凝滞筋脉及肌表的痹证，如类风湿性关节炎、膝关节炎、腰膝痛、痛风、坐骨神经痛、产后痹痛等；循环系统疾病证属心肾阳虚者，如心动过缓、心房纤颤、房室传导阻滞等；小儿稚阳未充，脾肾两亏证属虚寒的腹痛、腹泻、呕吐、胃脘痛、消化不良等；寒凝气滞型肾绞痛；阳气虚衰性的寒疝、阳痿早泄。体质素虚，心阳虚损之低血压症。

桂枝附子去桂加白术汤

【歌括】 大便若硬小便通，脉涩虚浮湿胜风。

即用前方须去桂，术加四两有神功。

【白话解】 患者肢体关节疼痛，大便成形不稀溏，小便自利，脉涩虚浮者乃风寒湿痹，湿盛于表所致。在桂枝附子汤基础上去桂枝，加白术四两，走表祛湿，有神奇的功效。

【用量用法】 去桂加白术汤方

附子三枚（炮，去皮，破）　白术四两　生姜三两（切）　甘草二两（炙）　大枣十二枚（擘）

上五味，以水六升，煮取二升，去滓，分温三服。初一服，其人身如痹，半日许复服之；三服都尽，其人如冒状，勿怪。此以附子、术，并走皮内，逐水气未得除，故使之耳。法当加桂四两。此本一方二法：以大便硬，小便自利，去桂也；以大便不硬，小便不利，当加桂。附子三枚恐多也，虚弱家及产妇，宜减服之。

【方药分析】 在桂枝附子汤证基础上，若大便硬小便利，脏腑气化正常。脉涩虚浮示湿邪在表，湿盛于风。加白术走表祛湿，术附合用，走皮内，逐水气，去湿痹。

【方剂功效】 温阳祛寒，走表祛湿。

【适应证候】 风湿痹证，湿盛于风。"伤寒八九日，风湿相搏，身体疼烦，不能自转侧，不呕，不渴，脉浮虚而涩者，桂枝附子汤主之。若其人大便硬，小便自利者，去桂加白术主

之。"（174）

【临床应用】去桂加白术汤较之桂枝附子汤，更偏于驱除湿邪。善治重甚于痛或湿盛于风的病证，如治疗湿重型寒湿痹，长夏感受湿寒之气而以四肢沉重不能转侧为特点者，平素阳虚或脾肾阳虚湿滞便秘之证等。

甘草附子汤

【歌括】　术附甘今二两平，桂枝四两亦须明。

方中主药推甘草，风湿同驱要缓行。

【白话解】甘草附子汤方由白术、附子、甘草各二两，桂枝四两组成。方中主药首推甘草，欲使风湿俱去，须假借甘草甘缓之性，来缓缓地驱除风湿。

【用量用法】甘草二两（炙）　附子二枚（炮，去皮，破）　白术二两　桂枝四两（去皮）

上四味，以水六升，煮取三升，去滓，温服一升，日三服。初服得微汗则解，能食。汗止复烦者，将服五合；恐一升多者，宜服六七合为始。

【方药分析】方中附子温散寒湿，白术健脾除湿，术附并走皮内以逐表湿，桂枝通阳化气以治里湿。本方重在甘草，其作用有二：一是湿邪深入关节，治宜缓除；二是关节抽掣疼痛，意在缓急。湿性缠绵难拔，湿留关节，其来也渐，其去也缓。仲景以甘草附子名方，意谓治宜缓而渐进。在方后服法中亦注明"恐一升多者，宜服六七合为始"，指出每次服药不应太多。

【方剂功效】温经散寒，祛湿止痛。

【适应证候】风湿流注关节。"风湿相搏，骨节疼烦，掣痛不得屈伸，近之则痛剧，汗出短气，小便不利，恶风不欲去衣，或身微肿者，甘草附子汤主之。"（175）

【临床应用】本方主要治疗以下证候：阳气虚衰，寒湿凝滞以身体肢节疼痛，关节疼痛，或兼活动受限为主症的多种病证。如风湿性关节炎、类风湿关节炎、风湿性脊柱炎、肩周炎、坐骨神经痛及肌肉萎缩、痛风等；阳气亏虚，寒湿内阻型脱疽；中焦虚寒或脾肾阳虚型的胃下垂、胃及十二指肠溃疡；阳气亏虚，寒湿凝滞型肺心病咳喘、支气管哮喘等；阳气虚衰型宫寒不孕症；阳气虚衰，寒湿不化型慢性肾炎。

白虎汤

【歌括】　　阳明白虎辨非难，难在阳邪背恶寒。

　　　　　　知六膏斤甘二两，米加六合服之安。

【白话解】阳明热证治以白虎汤，典型症候临床不难辨识。难的是阳热之邪郁闭于里不得透达于外，出现背恶寒之真热假寒证。方用知母六两，石膏一斤，甘草二两，粳米六合，阳明热证服之可安。

【用量用法】白虎汤方

知母六两　　石膏一斤（碎）　　甘草二两（炙）　　粳米六合

上四味，以水一斗，煮米熟汤成，去滓。温服一升，日三服。

【方药分析】石膏辛寒质重，善清透气热；知母苦寒滑润，善泻火滋阴。二药合用，既清且透，滋液润燥，为治阳明无形热邪之要药。甘草、粳米益气和中，使泻火而不伤脾胃。

【方剂功效】清透热邪。

【适应证候】①阳明气分热证。"伤寒，脉浮滑，此以表有热，里有寒，白虎汤主之。"（26）

②三阳合病以阳明燥热亢盛为主。"三阳合病，腹满身重，难以转侧，口不仁，面垢，谵语遗尿。发汗则谵语，下之则额上生汗，手足逆冷。若自汗出者，白虎汤主之。"（219）

③热厥。"伤寒脉滑而厥者，里有热，白虎汤主之。"（350）

【禁忌证候】表证未解。"伤寒脉浮，发热无汗，其表不解，不可与白虎汤……"（170）

【临床应用】本方主要功效是清里热，凡里热亢盛，充斥于人体表里内外者，可选用之。里热包括外来之热及内生之热，尤其是清泄外来之邪热功效显著，常用于治疗急性传染病：如流行性乙型脑炎、流行性出血热、钩端螺旋体病等。用本方治疗乙脑初起，可达到"透热于外"早期截断的效果。治疗流行性出血热发热期病人效佳，但如少尿，血压下降则不能用。内科疾病：肺炎、风湿病、变应性亚败血症、糖尿病、中暑等。风湿病者以风湿热活动期，关节红肿热痛者尤适；糖尿病症见渴欲饮水，口干舌燥，属内热证表现，用之亦效。妇科疾病：产后高热，血崩，胎前产后病，证属阳明热盛者。皮肤科疾病：夏季皮炎，红斑类皮肤病等，皮肤病属肺胃气分热盛者为适。眼科疾病：视神经乳头炎，葡萄膜炎，交感神经炎等，尤以外障，眼暴赤肿痛者效佳。

炙甘草汤

【歌括】　结代脉须四两甘，枣枚三十桂姜三。

半升麻麦一斤地，二两参胶酒水涵。

【白话解】心阴阳两虚症见脉结代治以炙甘草汤。方由炙甘草四两，大枣三十枚，桂枝、生姜各三两，麻仁、麦冬各半升，生地一斤，人参、阿胶各二两组成。宜以酒和水浸泡同煎。

【用量用法】炙甘草汤方

甘草四两（炙）　　生姜三两（切）　　人参二两　生地黄一斤

桂枝三两（去皮）　　阿胶二两　　麦门冬半升（去心）　　麻仁半升

大枣三十枚（擘）

上九味，以清酒七升，水八升，先煮八味，取三升，去滓，内胶烊消尽，温服一升，日三服。一名复脉汤。

【方药分析】炙甘草补中益气，气血生化有源，以为复脉之本，为方中主药。重用生地，配麦冬、阿胶、麻仁、人参、大枣养心血、滋心阴、充心脉。桂枝辛温，配生姜振奋心阳，温通血脉。以清酒煎药，以增强通经络、利血脉之效。

【方剂功效】益气养血，通阳复脉。

【适应证候】心阴阳两虚脉结代。"伤寒脉结代，心动悸，炙甘草汤主之。"（177）

【临床应用】临床辨证以阴阳气血俱虚的病机，脉结代、心律不齐为主症。主要用于多种心血管系统疾病，如风湿性心脏病、冠状动脉硬化性心脏病，以及其他心脏病所致的某些心律失常和偶发性期前收缩、窦性停搏、房颤、二度房室传导阻滞、多发性期前收缩所致之二联律、三联律等。本方具有补阴和阳，益气养血之功，还可灵活在运用治疗气血不足的萎缩性胃炎、消化道溃疡、黄疸性肝炎，或气不摄血的围绝经期综合征、崩漏、月经量多等病证。

卷　五

阳　明　方

大承气汤

【歌括】　大黄四两朴半斤，枳五硝三急下云。

　　　　　朴枳先熬黄后入，去渣硝入火微熏。

【白话解】　大承气汤方由大黄四两，厚朴八两，枳实五枚，芒硝三合组成。具有急下阳明腑实的作用。厚朴、枳实先煎，大黄后入。滤去药渣后，加入芒硝融化。

【用量用法】大承气汤方

大黄四两（酒洗）　　厚朴半斤（炙，去皮）　　枳实五枚（炙）

芒硝三合

上四味，以水一斗，先煮二物，取五升，去滓，内大黄，更煮取二升，去滓，内芒硝，更上微火一两沸，分温再服。得下，余勿服。

【方药分析】　方中大黄泻热通便，荡涤燥结。后入取生者气锐而先行，以加强荡涤攻下之力。芒硝泻热软坚，通利大便。厚朴、枳实破气消痞，行气通便。

【**方剂功效**】攻下实热，荡涤燥结。

【**适应证候**】①阳明里热里实证。"阳明病，脉迟，虽汗出不恶寒者，其身必重，短气，腹满而喘，有潮热者，此外欲解，可攻里也。手足濈然汗出者，此大便已硬也，大承气汤主之。若汗多，微发热恶寒者，外未解也，其热不潮，未可与承气汤。若腹大满不通者，可与小承气汤，微和胃气，勿令至大泄下。"（208）"伤寒若吐若下后不解，不大便五六日，上至十余日，日晡所发潮热，不恶寒，独语如见鬼状。若剧者，发则不识人，循衣摸床，惕而不安，微喘直视，脉弦者生，涩者死。微者，但发热谵语者，大承气汤主之。若一服利，则止后服。"（212）"二阳并病，太阳证罢，但发潮热，手足染染汗出，大便难而谵语者，下之则愈，宜大承气汤。"（220）"病人烦热，汗出则解，又如疟状，日晡所发热者，属阳明也。脉实者，宜下之；脉浮虚者，宜发汗。下之与大承气汤，发汗宜桂枝汤。"（240）"阳明少阳合病，必下利。其脉不负者，为顺也。负者，失也，互相克贼，名为负也。脉滑而数者，有宿食也，当下之，宜大承气汤。"（256）"腹满不减，减不足言，当下之，宜大承气汤。"（255）

②阳明热实竭伤少阴真阴。"伤寒六七日，目中不了了，睛不和，无表里证，大便难，身微热者，此为实也，急下之，宜大承气汤。"（252）"阳明病，发热汗多者，急下之，宜大承气汤。"（253）"发汗不解，腹满痛者，急下之，宜大承气汤。"（254）

125

③燥屎阻结。"阳明病，谵语有潮热，反不能食者，胃中必有燥屎五六枚也。若能食者，但硬耳，宜大承气汤下之。"（215）"汗出谵语者，以有燥屎在胃中，此为风也。须下者，过经乃可下之。下之若早，语言必乱，以表虚里实故也。下之愈，宜大承气汤。"（217）"阳明病，下之，心中懊憹而烦，胃中有燥屎者，可攻。腹微满，初头硬，后必溏，不可攻之。若有燥屎者，宜大承气汤。"（238）"病人不大便五六日，绕脐痛，烦躁，发作有时者，此有燥屎，故使不大便也。"（239）"大下后，六七日不大便，烦不解，腹满痛者，此有燥屎也。所以然者，本有宿食故也，宜大承气汤。"（241）"病人小便不利，大便乍难乍易，时有微热，喘冒不能卧者，有燥屎也，宜大承气汤。"（242）

④少阴病兼见阳明腑实。"少阴病，得之二三日，口燥咽干者，急下之，宜大承气汤。"（320）"少阴病，自利清水，色纯青，心下必痛，口干燥者，可下之，宜大承气汤。"（321）"少阴病六七日，腹胀，不大便者，急下之，宜大承气汤。"（322）

【禁忌证候】①正气不足者。"阳明病，潮热，大便微硬者，可与大承气汤；不硬者，不可与之。若不大便六七日，恐有燥屎，欲知之法，少与小承气汤，汤入腹中，转矢气者，此有燥屎也，乃可攻之。若不转矢气者，此但初头硬，后必溏，不可攻之，攻之必胀满不能食也。欲饮水者，与水则哕。其后发热者，必大便复硬而少也，以小承气汤和之。不转矢气者，慎不可攻也。"（209）"阳明病，谵语发潮热，脉滑而疾者，小承气汤主之。因与承气汤一升，腹中转气者，更服一升，若不转气者，勿更与之。明日又不大便，脉反微涩者，里虚也，为难治，不可更与承气汤也。"（214）"得病二三日，脉弱，无太阳、柴胡证，烦躁，心下硬，至四五日，虽能食，以小承气汤，少少与，微和之，令小安，至六日，与承气汤一升。若不大便六七日，小便少者，虽不受食，但初头硬，后必溏，未定成硬，攻之必溏；须小便利，屎定硬，乃可攻之，宜大承气汤。"（251）

②病机向上者。"伤寒呕多，虽有阳明证，不可攻之。"（204）

③病位偏上者。"阳明病，心下硬满者，不可攻之。攻之利遂不止者死，利止者愈。"（205）

④气热熏蒸或表证未罢者。"阳明病，面合色赤，不可攻之。必发热，色黄者，小便不利也。"（206）

【临床应用】大承气汤具有攻下实热、荡涤燥屎的作用，适用于阳明燥热结实俱重的病证，临床表现为便秘或燥屎，发热或潮热，心烦或谵语，腹胀或腹痛，舌红苔黄燥，脉沉实有力等。临床消化系统的急腹症，或在一些有肠胃运动阻滞的疾病中常用本方治疗。如急性肠梗阻、肠粘连、急性阑尾炎、急性胆系感染、急性胰腺炎、急性胆道蛔虫症等。用本方能使肠管运动增强，排除结滞、祛除病邪，使脏腑功能得到恢复。在一些内科疾病中用本方治疗，可通过泻下以达到排出体内有害物质的目的，如内毒素血症、皮质醇增多症、泌尿系结石、急慢性肾炎、尿毒症、铅中毒等。某些肺系疾病亦可用本方治疗，乃基于"肺与大肠相表里"的理论，通过大承气汤的泻大肠作用，釜底抽薪，如重症肺炎痰热恋肺顺传阳明，热结肠腑，宜在清泄肺热的同时通下阳明。又如严重创伤呼吸窘迫综合征，用本方治疗亦有良效，可使肺组织渗出、水肿的状况减轻。在一些传染病中，如流行性出血热、伤寒、副伤寒、黄疸型肝炎、急性菌痢、流脑、乙脑等，表现为里热为主之热结阳明，宜用本方攻下，逐邪外泄。

小承气汤

【歌括】　朴二枳三四两黄，小承微结好商量。

　　　　　长沙下法分轻重，妙在同煎切勿忘。

【白话解】小承气汤方由厚朴二两，枳实三枚，大黄四两组成。主治阳明腑实邪结尚轻微者。张仲景根据病情轻重使用不同的泻下方剂。更妙的是三味药需同煎，切勿忘记。

【用量用法】小承气汤方

大黄四两（酒洗）　　厚朴二两（炙，去皮）　　枳实三枚（大者，炙）

上三味，以水四升，煮取一升二合，去滓，分温二服。初服汤当更衣，不尔者尽饮之。若更衣者，勿服之。

【方药分析】方用大黄泻热通便。厚朴、枳实行气通便。适合于大便结硬，腑气不通者。服药法当视病情为进退，若初服即大便通，则不必尽剂。若大便不通，当"尽饮之"至更衣为度。

【方剂功效】泻热通便。

【适应证候】①阳明实证，里实重于里热者。"阳明病，其人多汗，以津液外出，胃中燥，大便必硬，硬则谵语，小承气汤主之。若一服谵语止者，更莫复服。"（213）"太阳病，若吐若下若发汗后，微烦，小便数，大便因硬者，与小承气汤和之愈。"（250）"下利谵语者，有燥屎也。宜小承气汤。"（374）

②阳明腑实脉症不符，不宜峻下者。"阳明病，脉迟，虽汗出不恶寒者，其身必重，短气，腹满而喘，有潮热者，此外欲解，可攻里也。手足濈然汗出者，此大便已硬也，大承气汤主之。若汗多，微发热恶寒者，外未解也，其热不潮，未可与承气汤。若腹大满不通者，可与小承气汤，微和胃气，勿令至大泄下。"（208）"阳明病，潮热，大便微硬者，可与大承气汤；不硬者，不可与之。若不大便六七日，恐有燥屎，欲知之法，少与小承气汤，汤入腹中，转矢气者，此有燥屎也，乃可攻之。若不转矢气者，此但初头硬，后必溏，不可攻之，攻之必胀满不能食也。欲饮水者，与水则哕。其后发热者，必大便复硬而少也，以小承气汤和之。不转矢气者，慎不可攻也。"（209）"阳明病，谵语，发潮热，脉滑而疾者，小承气汤主之。因与承气汤一升，腹中转气者，更服一升；若不转气者，勿更与之。明日又不大便，脉反微涩者，里虚也，为难治，不可更与承气汤也。"（214）"得病二三日，脉弱，无太阳、柴胡证，烦躁，心下硬，至四五日，虽能食，以小承气汤，少少与，微和之，令小安，至六日，与承气汤一升。若不大便六七日，小便少者，虽不受食，但初头硬，后必溏，未定成硬，攻之必溏；须小便利，屎定硬，乃可攻之，宜大承气汤。"

（251）

【临床应用】小承气汤有泻下热实，行气导滞之功，因其泻下之力较小，可用于治疗大便燥结偏重，或大承气汤证之轻者，或阳明腑实证虽重，但有不宜峻下之证，如年老体弱，正气不足者；或素有宿疾，津气有亏者；或兼有新感，表邪尚未尽者，可酌情用小承气汤攻下，但要注意中病即止，免伤正气。现代临床常用本方治疗外感病及内伤病，如胃炎、肠炎、肠梗阻、急性腹膜炎、急性胆囊炎；或本着通因通用的治则，用以治疗痢疾；或本着上病下治的原则，用以治疗流行性乙型脑炎、咳喘、呕逆等疾病。不管治疗何种疾病，临床辨证应以大便干硬或大便难，腹胀满或腹胀痛，身热，舌红，苔黄或黄燥，脉滑实等为要点。

猪苓汤

【歌括】　泽胶猪茯滑相连，咳呕心烦渴不眠。

　　　　　煮好去渣胶后入，育阴利水法兼全。

【白话解】猪苓汤方由泽泻、阿胶、猪苓、茯苓、滑石组成。主治症有咳、呕、心烦、渴、失眠。其他四味药煎好去药渣后加阿胶烊化。本方育阴利水，扶正祛邪，两法兼备。

【用量用法】猪苓汤方

猪苓（去皮）　茯苓　泽泻　阿胶　滑石（碎）各一两

上五味，以水四升，先煮四味，取二升，去滓，内阿胶烊消，温服七合，日三服。

【方药分析】本方用猪苓、茯苓、泽泻淡渗利水；滑石甘

130

寒，清热利湿通窍；阿胶甘平，滋阴润燥，又可防利水伤阴。诸药合用，有清热利水，育阴润燥之功。

【方剂功效】清热育阴利水。

【适应证候】①膀胱腑热，阴液已伤。"若脉浮发热，渴欲饮水，小便不利者，猪苓汤主之。"（223）

②少阴热化兼水气证。"少阴病，下利六七日，咳而呕渴，心烦不得眠者，猪苓汤主之。"（319）

【禁忌证候】阳明热证。"阳明病，汗出多而渴者，不可与猪苓汤，以汗多胃中燥，猪苓汤复利其小便故也。"（224）

【临床应用】与五苓散比较，本方所治之证性质属热，且兼阴虚。无论外感内伤，凡病机属水（湿）热互结于里、阴已伤者，无论上焦、中焦、下焦病变，如原文所述之"小便不利""渴欲饮水""心烦不眠""下利""咳""呕"均为适应证。猪苓汤证的舌质多为舌红，苔少或无，或薄黄，或黄腻，脉多细数，或兼弦、沉、滑等。据临床报道，本方可用于：泌尿系统疾病，如慢性肾炎、慢性肾盂肾炎、肾积水、泌尿系结石、膀胱炎、前列腺炎、尿道炎、乳糜尿；消化系统疾病，如肝硬化腹水、蚕豆病、小儿肠炎；呼吸系统疾病，如重症感冒；传染性疾病，如流行性出血热、甲型肝炎、钩端螺旋体病、丝虫病；心血管系统，如结核性心包积液；妇产科疾病，如产后尿潴留、经行泄泻、产后泄泻。

蜜煎导方、猪胆汁方

【歌括】　蜜煎熟后样如饴，温纳肛门法本奇。

更有醋调胆汁灌，外通二法审谁宜。

【白话解】蜜煎导方是把食蜜煎如胶饴状，趁热捻为细条，纳入肛门，此法本已奇特。猪胆汁方是用食醋调和猪胆汁，然后灌入肛门。通导大便的这两种方法，应根据病情判断哪种方法更适宜。

【用量用法】蜜煎导方

食蜜七合

上一味，于铜器内，微火煎，当须凝如饴状，搅之勿令焦着，欲可丸，并手捻作挺，令头锐，大如指，长二寸许，当热时急作，冷则硬。以内谷道中，以手急抱，欲大便时乃去之。

又大猪胆一枚，泻汁，和少许食醋，以灌谷道内，如一食顷，当大便出宿食恶物，甚效。

【方药分析】蜜煎方以白蜜滋阴润燥，其用法是炼蜜如饴，做成圆条状，头部小而钝圆，尾部稍粗之栓剂，插入肛门中，在局部起到导下大便的作用。

猪胆汁方取猪胆汁苦寒润滑之功。其用法是取下猪胆一枚，泻出其汁，与少许醋混合，灌入肛门中。

【方剂功效】导下通便。

【适应证候】津伤便硬。"阳明病，自汗出，若发汗，小便自利者，此为津液内竭，虽硬不可攻之，当须自欲大便，宜蜜煎导而通之。若土瓜根及大猪胆汁，皆可为导。"(233)

【临床应用】仲景对津液内竭所致大便硬，创立导便与灌谷道之外治法。此法适用于津亏便硬，或年迈体虚，阴血素亏，大便干涩难下，而又不堪使用攻下剂者。现代运用此方治疗习惯性便秘、老年性便秘、小儿长期吃牛奶便秘及不完全性肠梗阻、胸椎结核下肢瘫痪便秘、乙脑并发肺炎、肛门生疮等疾病。

茵陈蒿汤

【歌括】　二两大黄十四栀，茵陈六两早煎宜。

　　　　身黄尿短腹微满，解自前阴法最奇。

【白话解】茵陈蒿汤方用大黄二两，栀子十四枚，茵陈六两组成，茵陈宜先煎。主症为身黄、尿少、腹部微满。通过利前阴小便，使湿热之邪而出，此法最奇妙。

【用量用法】茵陈蒿汤方

茵陈蒿六两　　栀子十四枚（擘）　大黄二两（去皮）

上三味，以水一斗二升，先煮茵陈减六升，内二味，煮取三升，去滓，分三服。小便当利，尿如皂荚汁状，色正赤，一宿腹减，黄从小便去也。

【方药分析】方中茵陈、大黄、栀子均为苦寒之品，苦能燥湿，寒能清热。其中茵陈为主药，清热利湿，疏肝利胆，为治黄之要药。栀子清泄三焦，通调水道，使湿热之邪从前阴下泄。大黄清泄瘀热，推陈致新，使湿热浊气从后阴而出，前后分消，给湿热之邪以出路。

【方剂功效】清热利湿退黄。

【适应证候】湿热发黄证。"阳明病，发热汗出者，此为热越，不能发黄也。但头汗出，身无汗，剂颈而还，小便不利，渴引水浆者，此为瘀热在里，身必发黄，茵陈蒿汤主之。"

（236）"伤寒七八日，身黄如橘子色，小便不利，腹微满者，茵陈蒿汤主之。"（260）

【临床应用】茵陈蒿汤适用于湿热郁蒸，胶结不解，肝胆疏泄失职，胆汁外溢肌肤导致的身目俱黄，黄色鲜明如橘子色。伴见小便黄赤而短少，发热，口渴，心烦，脘腹痞满，大便秘结，汗出不畅，舌苔黄腻，脉滑数或弦数。临床常用于治疗急性黄疸型传染性肝炎、重症肝炎、肝性脑病、肝痈、肝硬化、胆石症、胆石症术后、胆道感染、钩端螺旋体病（黄疸型）、高胆红素血症、妇女带下等。

麻仁丸[①]

【歌括】　一升杏子二升麻，枳芍半斤效可夸。

　　　　　黄朴一斤丸饮下，缓通脾约是专家。

【注释】①麻仁丸：《伤寒论》原文中称"麻子仁丸"。

【白话解】麻仁丸方由杏子一升，麻仁二升，枳实、芍药各半斤，大黄、厚朴各一斤组成。制为丸药饮水服下。本方润下通便，作用缓和，治疗脾约证效果值得夸赞。

【用量用法】麻子仁丸方

麻子仁二升　芍药半斤　枳实半斤（炙）　　大黄一斤（去皮）

厚朴一尺（炙，去皮）　杏仁一升（去皮尖，熬，别作脂）

上六味，蜜和丸如梧桐子大，饮服十丸，日三服。渐加，以知为度。

【方药分析】方中取麻仁润肠滋燥，通利大便，以为主药。杏仁多脂，既能润肠通便，又能肃降肺气，肺肠相通，肺气下行，有益传导。芍药补养阴液，蜂蜜滋润大肠。以上四药重在养阴滋燥，润肠通便，以治脾弱。大黄、枳实、厚朴，泄热通便，行气导滞，以治胃热。以蜜和丸，是取润下缓行之意。"渐加，以知为度"，是谓根据病情和疗效，灵活掌握用药多少。

【方剂功效】润肠通便。

【适应证候】脾约证。"趺阳脉浮而涩，浮则胃气强，涩则小便数，浮涩相搏，大便则硬，其脾为约，麻子仁丸主之。"（247）

【临床应用】本方多用于治疗习惯性便秘、肛肠术后便秘、痔疮便秘便血、产后便秘等辨证属胃热肠燥津亏者。脾约证以大便秘结，小便频数为特征。遗尿儿童多兼便秘，有医家以麻子仁丸治疗尿失禁每有良效。另据"肺与大肠相表里"的理论，临证常有肠腑不通、肺气不降者，如咳嗽、哮、喘等病证，以麻子仁丸为主，配合润肺止咳法，治疗急性支气管炎、支气管哮喘、肺气肿、肺源性心脏病、高血压心脏病之咳喘及燥咳伴有大便不通者，多能取效。麻子仁丸润肠以开肺气，提壶揭盖，通调水道，用于肠失润而肺失宣之老年人癃闭者亦有良效。

栀子柏皮汤

【歌括】　里郁业①经向外驱，身黄发热四言规。

　　　　　草须一两二黄柏，十五枚栀不去皮。

【注释】①业：已经。

【白话解】湿热内郁，热蒸于外。仲景以"身黄发热"四字概括其病证准则。方由甘草一两，黄柏二两，栀子十五枚组成，栀子不需去皮。

【用量用法】栀子柏皮汤方

肥栀子十五个（擘）　　甘草一两（炙）　　黄柏二两

上三味，以水四升，煮取一升半，去滓，分温再服。

【方药分析】栀子苦寒，善泻火利湿；黄柏苦寒，善清热燥湿；炙甘草甘缓和中，防栀子、黄柏苦寒伤胃。诸药伍用，有清热泄湿退黄之功，适用于热重而湿轻之阳黄证。

【方剂功效】清泄里热，除湿退黄。

【适应证候】湿热发黄，热重于湿。"伤寒身黄发热，栀子柏皮汤主之。"（261）

【临床应用】栀子柏皮汤在《伤寒论》中用于湿热郁壅，热重于湿之阳黄。临床上凡见身目俱黄、色鲜明如橘子色，小便短少、色如浓茶样，身热，口渴，心烦，舌苔黄，脉数者，即可选用本方治疗。本方加茵陈、郁金治疗传染性肝炎，获得显著效果，且有很好的预防作用。有肝炎流行地区的患者中，出现食欲不振、精神疲乏、胸胁不畅、四肢无力、头晕等前驱症状时，服本方有较好的预防作用。本方加味制成"茵栀黄注射液"可用以治疗传染性肝炎、钩端螺旋体发黄、胆囊炎、泌尿系感染、急性结膜炎等。

麻黄连翘赤小豆汤①

【歌括】　黄病姜翘二两麻，一升赤豆梓皮夸。

枣须十二能通窍，四十杏仁二草嘉。

【注释】①麻黄连翘赤小豆汤：《伤寒论》原文为"麻黄连轺赤小豆汤"。连轺（yáo），即连翘根，临床常以连翘代之。

【白话解】麻黄连翘赤小豆汤主治湿热发黄证。方由生姜、连翘、麻黄各二两，赤小豆、生梓白皮各一升，大枣十二枚，杏仁四十枚，甘草二两。

【用量用法】麻黄连翘赤小豆汤方

麻黄二两（去节）　　连轺二两（连翘根是也）　　杏仁四十个（去皮尖）　　赤小豆一升　　大枣十二枚（擘）　　生梓白皮一升（切）　　生姜二两（切）　　甘草二两（炙）

上八味，以潦水一斗，先煮麻黄再沸，去上沫，内诸药，煮取三升，去滓，分温三服，半日服尽。

【方药分析】方用麻黄、杏仁、生姜辛温宣发，解表散邪。连轺、赤小豆、生梓白皮苦寒清热，除湿退黄。炙甘草、大枣甘平和中。连轺即连翘之根，常以连翘代之。梓白皮可代以桑白皮。煎以潦水，取其味薄而不助湿之意。诸药协同，共奏之功，适用于湿热发黄偏表之证。

【方剂功效】宣散郁热、利湿退黄。

【适应证候】湿热发黄，邪郁偏表。"伤寒瘀热在里，身必黄，麻黄连翘赤小豆汤主之。"（262）

【临床应用】本方适用于湿热发黄，邪郁偏表者。临床上凡见身目俱黄，黄色鲜明如橘子色，小便黄而短少，并兼有发热，无汗，身痒，舌苔白或薄黄腻，脉浮数者，即可选用麻黄连翘赤小豆汤治疗。其基本病机为湿热郁壅偏表，肝胆疏泄失

137

职。近代医家扩大了对本方的临床应用，除用于治疗急性黄疸型肝炎外，还应用于急性肾小球肾炎、肺炎、荨麻疹、风湿病、暑闭、狐臭等。临床上不论有否黄疸，只要属湿热郁壅偏表者，均可选用本方加减治疗，临证以发热、无汗、小便不利为审证要点。

少 阳 方

小柴胡汤

（本论无方。此方列于太阳篇中。）

太 阴 方

桂枝加芍药汤、桂枝加大黄汤

【歌括】 桂枝倍芍转输脾，泄满升邪止痛宜。

大实痛因反下误，黄加二两下无疑。

【白话解】桂枝加芍药汤为桂枝汤倍用芍药而成。主要功能通脾络，温运脾气，泻邪除满，止腹痛。"大实痛"因误下伤及脾阳，脾络不通所致。加大黄二两活血化瘀，通脾络，效果毋庸置疑。

【用量用法】桂枝加芍药汤方

桂枝三两（去皮）　芍药六两　甘草二两（炙）　大枣十二枚

（擘）　生姜三两（切）

上五味，以水七升，煮取三升，去滓，温分三服。本云桂枝汤，今加芍药。

桂枝加大黄汤方

桂枝三两（去皮）　大黄二两　芍药六两　生姜三两（切）　甘草二两（炙）　大枣十二枚（擘）

上六味，以水七升，煮取三升，去滓，温服一升，日三服。

【方药分析】桂枝加芍药汤：由桂枝汤原方倍用芍药组成。重用芍药活血和络，通脾络，止腹痛。桂枝配合甘草、生姜、大枣，温阳祛寒，补脾缓急，脾机一转、经脉一通，则腹满腹痛自消。

桂枝加大黄汤：即桂枝加芍药汤再加大黄组成。加大黄亦有双重作用，其一，因气血经络瘀滞较甚，腹满痛较重，故加大黄增强其活血化瘀，通经活络之功；其二，因气滞不通，亦可导致肠腑不通，加大黄能导滞破结，邪气去则络脉和，其病自愈。

【方剂功效】补脾缓急，通络止痛。

【适应证候】太阴脾虚，脾络不通。"本太阳病，医反下之，因尔腹满时痛者，属太阴也，桂枝加芍药汤主之；大实痛者，桂枝加大黄汤主之。"（279）

【禁忌证候】脾虚便溏。"太阴为病，脉弱，其人续自便利，设当行大黄芍药者，宜减之，以其人胃气弱，易动故也。"（280）

【临床应用】桂枝加芍药汤：本方主治脾家气血不和。可治疗慢性肠炎、手术后肠粘连、肠狭窄、腹膜炎、胃炎、胃溃疡等病。在此方基础上加味，大大扩展了其临床应用范围，但治疗以消化系统疾病为主。临证应用本方依据，应抓住腹胀、腹痛、脾胃虚弱等主症，或紧扣脾胃不和，气血不利，肝木乘土三个方面。

桂枝加大黄汤：治疗太阴脾络不通之重者，症状表现是腹痛拒按，腹胀满或大便秘结，苔白腻，脉沉缓。临床上可以治疗多种疾病，如慢性阑尾炎、慢性肠炎、机械性肠梗阻、肺炎、荨麻疹、老年性慢性肠套叠等病，但临证应用本方依据，应抓住外感风寒和腹痛伴见大便秘结的主症，或紧守外受风寒，内有积滞的病机。

少阴方

麻黄附子细辛汤①

【歌括】　麻黄二两细辛同，附子一枚力最雄。

始得少阴反发热，脉沉的证奏奇功。

【注释】①麻黄附子细辛汤：《伤寒论》原文为"麻黄细辛附子汤"。

【白话解】麻黄附子细辛汤方由麻黄、细辛各二两，附子一枚组成，其温阳之力最雄厚。初得少阴病，反症见发热、脉沉者，运用此方，可收到奇功。

【用量用法】麻黄附子细辛汤方

麻黄二两（去节）　　细辛二两　附子一枚（炮，去皮，破八片）

上三味，以水一斗，先煮麻黄，减二升，去上沫，内诸药，煮取三升，去滓，温服一升，日三服。

【方药分析】方中麻黄辛温，解表散寒。炮附子大热，温阳祛寒。细辛气味辛温雄烈，既能走表，又能入里。走表助麻黄以解表，走里助附子以温经。三药相伍，散寒解表以退热，温经助阳以祛寒；温阳更助解表，表散不伤阳气。

【方剂功效】温经解表。

【适应证候】少阴表证。"少阴病，始得之，反发热，脉沉者，麻黄细辛附子汤主之。"（301）

【临床应用】本方能散寒通阳，故现代临床上，可应用下列疾病证属虚寒者：肾阳素虚兼外感风寒；大寒犯肾，暴哑咽痛；素体阳虚复感风寒之久咳；阳虚火衰的癃闭；冷风头痛，风寒齿痛；心阳不振的嗜睡；病态窦房结综合征，窦性心动过缓，肺心病心衰；肾病综合征，慢性肾炎急性发作属阳虚挟表者；本方加干姜治急性克山病阳虚型，阳虚型三叉神经痛；本方合芍药甘草汤治寒性坐骨神经痛，阳虚所致的长年无汗证；阳虚导致之涕泪不止；突然感寒导致的缩阴证等。

麻黄附子甘草汤

【歌括】　　甘草麻黄二两佳，一枚附子固根荄①。

少阴得病二三日，里证全无汗岂乖②。

【注释】①荄（gāi）：草根，此指根本。

②乖：差错，错误。

【白话解】麻黄附子甘草汤方中甘草、麻黄各二两最好，附子一枚温肾阳，固根本。主治少阴表证，得之二三天，里虚程度不重，或感邪较轻，邪未内传。此方温经解表，微发其汗，不会出现错误。

【用量用法】麻黄附子甘草汤方

麻黄二两（去节）　　甘草二两（炙）　　附子一枚（炮，去皮，破八片）

上三味，以水七升，先煮麻黄一两沸，去上沫，内诸药，煮取三升，去滓，温服一升，日三服。

【方药分析】麻黄附子甘草汤即麻黄细辛附子汤去细辛加炙甘草而成。因病情较久，病势较缓，故去掉辛温走窜的细辛，代之以平和甘缓的甘草。

【方剂功效】温经解表。

【适应证候】少阴经表轻证。"少阴病，得之二三日，麻黄附子甘草汤微发汗，以二三日无证，故微发汗也。"（302）

黄连阿胶汤

【歌括】　　四两黄连三两胶，二枚鸡子取黄敲。

　　　　　　一芩二芍心烦治，更治难眠睫不交。

【白话解】黄连阿胶汤方由黄连四两，阿胶三两，鸡子黄二枚，黄芩一两，芍药二两。主治肾阴虚心火独亢导致的心烦、失眠。

【用量用法】黄连阿胶汤方

黄连四两　　黄芩二两　　芍药二两　　鸡子黄二枚　　阿胶三两（一云

三挺）。

上五味，以水六升，先煮三物，取二升，去滓，内胶烊尽，小冷，内鸡子黄，搅令相得，温服七合，日三服。

【方药分析】方中黄芩、黄连，清泻心火以治上实。芍药、阿胶、鸡子黄滋阴养血，以治下虚。阿胶与鸡子黄又为血肉有情之品，擅入心肾，滋养心血，功专力宏。鸡子黄为生用，当需注意。本方清上滋下，扶正祛邪，交通心肾，为治少阴热化证之主方。

【方剂功效】滋阴清热，交通心肾。

【适应证候】肾阴亏虚，心火独亢证。"少阴病，得之二三日以上，心中烦，不得卧，黄连阿胶汤主之。"（303）

【临床应用】本方临床运用，应把握阴虚火旺，上实下虚，心肾不交的基本病机。可治疗如阴虚火旺失眠症，高热昏迷躁狂症，甲状腺功能亢进，室性早搏、心律失常，神经衰弱、梦遗、早泄、阳痿，萎缩性胃炎，慢性溃疡性口腔炎，顽固性失音等。以及温毒下痢脓血，支气管扩张出血，肺结核大咯血，肠伤寒出血，阴虚火旺所致之咳血、咯血、齿衄，尿血，子宫功能性出血等各种血证。

附子汤

【歌括】　　生附二枚附子汤，术宜四两主斯方。

　　　　　　芍苓三两人参二，背冷脉沉身痛详。

【白话解】附子汤方中有生附子二枚，白术四两，此两味为方中温阳祛湿散寒的主药。另有芍药、茯苓三两，人参二两。主要用于治疗背恶寒、脉沉、身痛诸症，最为适宜。

【用量用法】附子汤方

附子二枚（炮，去皮，破八片）　　茯苓三两　人参二两　白术四两　芍药三两

上五味，以水八升，煮取三升，去滓，温服一升，日三服。

【方药分析】方中重用炮附子，温经胜湿，驱寒镇痛。与人参相伍，温补以壮元阳；与白术、茯苓相伍，健脾以除寒湿。芍药"除血痹"、"利小便"，能够泄孙络之水湿，通经脉之血痹，增强止痛的效果。

【方剂功效】温经散寒，除湿止痛。

【适应证候】阳虚寒湿凝结身痛证。"少阴病，得之一二日，口中和，其背恶寒者，当灸之，附子汤主之。"（304）"少阴病，身体痛，手足寒，骨节痛，脉沉者，附子汤主之。"（305）

【临床应用】据报道本方可辨证用于：寒湿凝滞之风湿性、类风湿关节炎，肾阳虚的尿闭、多尿、遗尿，心阳不振之心悸，心功不全之怔忡，冠心病之背恶寒，脾肾阳虚之水肿，胃下垂，内耳眩晕症，舌血管神经性水肿，阳虚寒盛的子宫下垂，妊娠腹部冷痛，滑精等证。

桃花汤

【歌括】　一升粳米一斤脂，脂半磨研法亦奇。

　　　　　一两干姜同煮服，少阴脓血是良规。

【白话解】桃花汤方由粳米一升，赤石脂二斤，干姜一两组成。赤石脂一半入煎剂，一半研末冲服，此法奇特。是主治少阴虚寒脓血痢的良方。

【用量用法】桃花汤方

赤石脂一斤（一半全用，一半筛末）　　干姜一两　　粳米一升

上三味，以水七升，煮米令熟，去滓，温服七合，内赤石脂末方寸匕，日三服。若一服愈，余勿服。

【方药分析】方中重用赤石脂，温阳涩肠，固脱止利。干姜温中散寒，亦能止血。粳米补益脾胃。三药合用，共奏涩肠固脱之功效。本方煎服法独具新意，赤石脂一半入煎，取其温涩之气，从整体求治。一半为末冲服，取其黏附肠中，加强收敛涩肠之效，从局部求治，整体局部并举，取效尤速，可谓药治之巧。

【方剂功效】温阳固脱，涩肠止利。

【适应证候】少阴虚寒痢。"少阴病，下利便脓血者，桃花汤主之。"（306）"少阴病，二三日至四五日，腹痛，小便不利，下利不止，便脓血者，桃花汤主之。"（307）

【临床应用】桃花汤证的主要临床表现是：下利，便脓血，反复发作，伴腹痛隐隐，喜温喜按，神疲乏力，小便不利，不欲食，四肢冷，舌淡，苔白，脉沉弱或微细。病机为脾肾阳虚不固，统摄无权，大肠滑脱。临床上常辨证用于虚寒滑脱之久泄、久痢，虚寒性吐血、便血，伤寒肠出血，妇女崩漏、带下、功能性子宫出血等。

吴茱萸汤

【歌括】　升许吴萸三两参，生姜六两救寒侵。

　　　　　枣投十二中宫主，吐利头疼烦躁寻①。

【注释】①寻：用，使用。《小尔雅·广诂》："寻，用也。"

【白话解】吴茱萸汤方中有吴茱萸一升，人参三两，生姜六两，温散寒邪，大枣十二枚固护中州。肝胃虚寒，浊阴上逆导致的吐利、巅顶头痛、烦躁症。

【用量用法】吴茱萸汤方

吴茱萸一升（洗）　人参三两　生姜六两（切）　大枣十二枚（擘）

上四味，以水七升，煮取二升，去滓，温服七合，日三服。

【方药分析】吴茱萸辛苦温，温胃散寒，降逆止呕，是本方主药。生姜辛温，用至六两，既能温散寒气，亦能和胃止呕。二药伍用，使胃中寒浊得散，胃气得以和降。人参甘平、大枣甘温，补虚和胃，增强其中焦输转之力，使寒浊无生发之机。

【方剂功效】温胃散寒、降逆止呕。

【适应证候】①阳明中寒证。"食谷欲呕，属阳明也，吴茱萸汤主之。得汤反剧者，属上焦也。"（243）

②肝胃虚寒，浊阴上逆证。"少阴病，吐利，手足逆冷，烦躁欲死者，吴茱萸汤主之。"（309）"干呕吐涎沫，头痛者，吴茱萸汤主之。"（378）

【临床应用】本方有温、补、降之功。主治证候，一是胃，二是肝，指征是虚寒。凡肝胃虚寒，浊阴上犯所致诸证，皆可用此方化裁治之。特别是吴茱萸，其暖肝降浊的作用非其他热药（如姜、附）可比。胃为多气多血之脏，肝藏血，肝胃虚寒，血不循经而妄行，随浊阴上逆，见吐血呕血之症，用本方治疗亦能取效。本方现代主要用于治疗急慢性肠胃炎、胃溃疡、心脏疾病、肾脏疾病、肝炎、疝痛、过敏性紫癜、血小板减少性紫癜、高血压病、神经性呕吐、梅尼埃病、幽门痉挛、青光眼等属于中焦虚寒寒浊内生或上逆所致者。

猪肤汤

【歌括】　斤许猪肤斗水煎，水煎减半滓须捐①。

再投粉蜜熬②香服，烦利咽痛胸满瘥。

【注释】①捐：《说文解字》："捐，弃也。"舍弃，丢弃。

②熬：《说文解字》："熬，干煎也"，相当于现在的"炒"，即焙法。

【白话解】猪肤汤方用猪皮一斤，以水一斗煎煮，水煎至一半时去掉猪皮，再加入白蜜、炒香的米粉和在一起。主治心烦、下利、咽痛、胸闷等病证。

【用量用法】猪肤汤方

猪肤一斤

上一味，以水一斗，煮取五升，去滓，加白蜜一升，白粉五合，熬香，和令相得，温分六服。

【方药分析】方中猪肤性味甘寒，能滋肺肾之阴，清浮游之火。白蜜甘润，滋肺润燥，益气除烦。白粉甘平，健脾止泻。诸药相合，滋养肾阴而清虚热，补脾润肺而止咽痛。

【方剂功效】滋阴清热，润喉止痛。

【适应证候】阴虚咽痛。"少阴病，下利咽痛，胸满心烦，猪肤汤主之。"（310）

【临床应用】本方可辨证治疗：咽喉疼痛，声音嘶哑，失音；慢性咽炎，慢性扁桃体炎；慢性支气管炎，肺结核；慢性肠炎，痢疾。由于本方具有甘润平补之功，且猪肤、白蜜又属血肉有情之品，故还可用于治疗原发性血小板减少性紫癜，白细胞减少症，营养不良性贫血，再生障碍性贫血等病。

甘草汤

【歌括】　甘草名汤咽痛求，方教二两不多收。

　　　　　后人只认中焦药，谁识少阴主治优。

【白话解】甘草汤方由生甘草二两即可，不要多用，主治客热咽痛证。后人只知道甘草调补中焦，谁知它主治少阴病症亦有很好的效果。

【用量用法】甘草汤方

甘草二两

上一味，以水三升，煮取一升半，去滓，温服七合，日二服。

【方药分析】甘草生用，凉而泻火，清热解毒，能消痈肿而利咽喉。方用一味，其力更专。轻度红肿之咽痛服之则愈。

【方剂功效】清热解毒利咽。

【适应证候】客热咽痛轻证。"少阴病二三日，咽痛者，可

与甘草汤……"（311）

【临床应用】本方常用于治疗：口腔内疾病，如口腔炎、牙痛、咽喉痛、食道痛、口唇溃疡；声哑、失音、反射性或痉挛性咳嗽等；消化系统疾病，如胃痛、腹痛，以腹肌紧张为应用指征；胃溃疡、十二指肠溃疡、食物中毒等；药物过敏；肺痿，痈疽；排尿痛、尿闭、小儿遗尿，小儿尿血；阿狄森病。外用于痔核、脱肛等引起的肛周疼痛；阴部瘙痒肿痛；跌打损伤、刺伤、虫螫引起的疼痛，主要采用浓缩液湿布外敷。

桔梗汤

【歌括】　甘草汤投痛未瘥，桔加一两莫轻过。

　　　　　奇而不效须知偶[①]，好把经文仔细哦。

【注释】①偶：偶数，与"奇"相对。

【白话解】用甘草汤后咽痛未愈，于前方加桔梗 1 两成桔梗汤继续治疗。单味药效果不佳，需加味相须为用治疗，要好好把医经中的理论仔细研读。

【用量用法】桔梗汤方

桔梗一两　甘草二两

上二味，以水三升，煮取一升，去滓，温分再服。

【方药分析】本方于甘草汤基础上加入桔梗。桔梗苦辛而平，入于肺经，辛散苦泄，宣肺利咽。

【方剂功效】清热解毒，开肺利咽。

【适应证候】客热咽痛重证。"少阴病二三日，咽痛者，可与甘草汤。不差，与桔梗汤。"（311）

【临床应用】本方后世又称甘桔汤。主要用于：喉痹咽痛、声音嘶哑症；咽喉炎、扁桃体炎、食道炎、肺痈咳吐脓血；加半夏治失音证；加诃子，名铁叫子如圣汤。

苦酒汤

【歌括】　　生夏一枚十四开，鸡清苦酒①搅几回。

刀环②捧壳煎三沸，咽痛频吞绝妙哉。

【注释】①苦酒：即米醋。

②刀环：刀头上的环。

【白话解】苦酒汤方用生半夏一个，制成十四枚小枣内核大小碎块。加入鸡蛋清、米醋置于鸡蛋壳中搅匀。将蛋壳置于刀环上在火上加热，沸三次。痰火咽痛者，此方少量多次含咽，是绝妙之法。

【用量用法】苦酒汤方

半夏十四枚（洗，破如枣核）　　　鸡子一枚（去黄，内上苦酒，着鸡子壳中）

上二味，内半夏着苦酒中，以鸡子壳置刀环中，安火上，令三沸，去滓，少少含咽之。不差，更作三剂。

【方药分析】方以半夏涤痰散结。以鸡子清甘寒，润燥止痛；以苦酒消痈肿，敛咽疮。"少少含咽之"的服法，可使药物直接作用于咽喉患处，有利于对咽喉局部疮面的治疗，以提高疗效。

【方剂功效】消肿散结，敛疮止痛。

【适应证候】少阴痰火咽痛。"少阴病，咽中伤，生疮，不

能语言，声不出者，苦酒汤主之。"（312）

【临床应用】本方可用于治疗：口腔溃疡、咽炎、扁桃体炎、小儿重舌等病症，对咽喉部炎症，水肿溃烂，咽痛，失音均有良效。以痰热郁闭导致口腔、咽喉部溃疡为使用指征。另据报道，对早期疔肿、外伤性肿胀，局部敷蛋清，有止痛、消炎、防止化脓的作用。

半夏散及汤

【歌括】　　半夏桂甘等分施，散须寸匕饮调宜。

　　　　　　若煎少与当微冷，咽痛求枢法亦奇。

【白话解】半夏散及汤方由半夏、桂枝、甘草等量，制为散剂，每次以米汤送服一方寸匕。亦可取煎剂稍稍放凉后少量服用，治疗咽痛先要使少阴枢机运转，此方法奇特。

【用量用法】半夏散及汤方

半夏（洗）　桂枝（去皮）　甘草（炙）

上三味，等分。各别捣筛已，合治之，白饮和服方寸匕，日三服。若不能散服者，以水一升，煎七沸，内散两方寸匕，更煮三沸，下火令小冷，少少咽之。半夏有毒，不当散服。

【方药分析】方用半夏涤痰开结，桂枝通阳祛寒，甘草缓急止痛，白饮和服，取其保胃存津。方名半夏散及汤，指既可为散，亦可作汤服用。若咽部疼痛较甚，难以下咽者，可将散剂加水煎煮后，稍放一会，少少含咽之，使药物能持续作用于咽部，以增强药效。方后注文末有"半夏有毒，不当散服"八字，疑为后人所加。

【方剂功效】散寒涤痰，开结止痛。

【适应证候】少阴客寒咽痛。"少阴病，咽中痛，半夏散及汤主之。"（313）

【临床应用】本方可加减化裁治疗证属寒邪郁闭的如下病证：咽痛、咽炎、咽喉炎；声带水肿；扁桃体炎、扁桃体周围炎、化脓性扁桃体炎；口腔溃疡；食道癌初期进食噎塞等。

白通汤、白通加猪胆汁汤

【歌括】　　葱白四茎一两姜，全枚生附白通汤。

　　　　　　脉微下利肢兼厥，干呕心烦胆尿襄①。

【注释】①襄（xiāng）：帮助，辅佐。

【白话解】白通汤方用葱白四茎，干姜一两，生附子一枚。主治症候为脉微、下利、手足厥冷。若药后诸症不解，反见干呕、心烦者，于前方辅加猪胆汁、童便，引阳药入阴，直补阴液。

【用量用法】白通汤方

葱白四茎　干姜一两　附子一枚（生，去皮，破八片）

上三味，以水三升，煮取一升，去滓，分温再服。

白通加猪胆汁汤方

葱白四茎　干姜一两　附子一枚（生，去皮，破八片）　　人尿五合
猪胆汁一合

上五味，以水三升，煮取一升，去滓，内胆汁、人尿，和令相得，分温再服。若无胆，亦可用。

【方药分析】白通汤方以四逆汤减干姜附子用量，去甘草

之缓，加葱白组成。小量附子干姜，取其能温中土之阳以通上下。葱白善于宣通阳气的特点，启下焦之虚阳上承，下利自然痊愈。

在上方基础上加人尿、猪胆汁即成白通加猪胆汁汤。人尿、猪胆汁咸苦性寒，引阳入阴，又可直补阴液。

【方剂功效】温阳祛寒，升阳举陷。

【适应证候】少阴虚阳下陷下利证。"少阴病，下利，白通汤主之。"（314）"少阴病，下利脉微者，与白通汤。利不止，厥逆无脉，干呕，烦者，白通加猪胆汁汤主之。服汤脉暴出者死，微续者生。"（315）

【临床应用】临症中需注意白通汤证与白通汤加猪胆汁汤的区别。白通汤证以下利、面赤、脉微为主症，而白通加猪胆汁汤证在此基础上见利止、脉不出等阳亡阴竭的危候。白通汤可治疗阳虚性头痛、眩晕、发热、咳嗽等病症。白通加猪胆汁汤可治疗霍乱吐泻、中方卒倒、小儿慢惊风、暴组织病属阳脱病机，累建奇效。另有报道方中人尿可治肺结核咳血溃疡病等内出血。

通脉四逆汤

【歌括】　一枚生附草姜三，招纳亡阳此指南。

外热里寒面赤厥，脉微通脉法中探。

加减歌曰：面赤加葱茎用九，腹痛去葱真好手。葱去换芍二两加，呕者生姜二两偶，咽痛去芍桔须加。桔梗一两循经走，脉若不出二两参，桔梗丢开莫掣肘①。

【注释】①掣肘：牵制，影响。

【白话解】通脉四逆汤方用生附子一枚，甘草、干姜各三两。阴盛阳虚，虚阳外亡治以此方。里寒外热症见面赤、肢厥。脉微欲绝者当以破阴回阳，通达内外为"通脉"之法。

加减法：见面赤者加葱白九茎，腹痛者去掉葱白，加芍药二两。呕吐者配生姜二两，咽痛者去芍药加桔梗一两，桔梗循经走咽喉清热利咽。若下利止而脉仍微细者，加人参二两大补气阴。此时须去桔梗，不要影响急救之效。

【用量用法】通脉四逆汤方

甘草二两（炙）　　附子大者一枚（生用，去皮，破八片）　　干姜三两（强人可四两）

上三味，以水三升，煮取一升二合，去滓，分温再服。其脉即出者愈。面色赤者，加葱九茎；腹中痛者，去葱，加芍药二两；呕者，加生姜二两；咽痛者，去芍药，加桔梗一两；利止脉不出者，去桔梗，加人参二两。病皆与方相应者，乃服之。

【方药分析】本方即四逆汤加大附子、干姜剂量而成。附子用大者一枚，干姜由一两半增至三两，如此则扶阳力大，消阴功显。因其具破阴回阳，救逆通脉之功，故名通脉四逆汤。

若面色赤者加葱，取其温通上下阳气，破除阴阳格拒；腹中痛者加芍药，取其活血和络，缓急止痛；呕者加生姜，取其温胃散寒，降逆止呕；咽痛者加桔梗，取其利咽开结；利止脉不出者加人参，取其益气生津，固脱而复脉。方后强调"病皆与方相应者，乃服之"，意在示人处方选药，必须契合病机。

【方剂功效】破阴回阳。

【适应证候】少阴寒化重证。"少阴病，下利清谷，里寒外热，手足厥逆，脉微欲绝，身反不恶寒，其人面色赤，或腹痛，或干呕，或咽痛，或利止脉不出者，通脉四逆汤主之。"（317）"下利清谷，里寒外热，汗出而厥者，通脉四逆汤主之。"（370）

【临床应用】本方药物组成与四逆汤相同，故应用范围与四逆汤相似，只是需注意用本方时必须符合阴盛格阳之病机。据临床报道，常用之治疗少阴病阴盛格阳证，严重的下利、吐泻证，寒邪遏伏的咽痛失音证，严重的恶寒证，真寒假热之厥逆证等。

四逆散

【歌括】　　枳甘柴芍数相均，热厥能回察所因。

白饮和匀方寸匕，阴阳顺接用斯神。

加减歌曰：咳加五味与干姜，五分[①]平行为正路；下利之病照此加，辛温酸收两相顾；悸者桂枝五分加，补养心虚为独步；小便不利加茯苓，五分此法为法度；腹中痛者里气寒，炮附一枚加勿误，泄利下重阳郁求；薤白三升水煮具，水用五升取三升，去薤纳散寸匕数；再煮一升有半成，分温两服法可悟。

【注释】①分：即份。方中四味药物各十分，即各等份。五分则为半量。

【白话解】四逆散方用枳实、甘草、柴胡、芍药等量制为散剂。本方疏畅气机可治疗肝气郁滞导致的手足厥冷，病因要审查准确。服用时以米汤和匀服一方寸匕。由气机郁滞导致的阴阳气不相顺接，用此方效佳。

加减法：见咳嗽者加五味子、干姜各五分。见下利者加减法同此，辛温酸收两方面兼顾。心悸者加桂枝五分温补心阳。小便不利者加茯苓五分。腹中痛者为里虚寒，加炮附子一枚。泄利下重为气郁伤脾所致，加薤白三升以水五升煎至三升。去薤白加入四逆散三方寸匕于汤中，再煎至一升半，分两次温服下。

【用量用法】四逆散方

甘草（炙）　　枳实（破，水渍，炙干）　　柴胡　芍药

上四味，各十分，捣筛，白饮和服方寸匕，日三服。咳者，加五味子、干姜各五分，并主下利；悸者，加桂枝五分；小便不利者，加茯苓五分；腹中痛者，加附子一枚，炮令坼；泄利下重者，先以水五升，煮薤白三升，煮取三升，去滓，以散三方寸匕内汤中，煮取一升半，分温再服。

【方药分析】方中用柴胡疏畅气机，透达郁阳；枳实行气散结；芍药苦泄破结。柴、枳、芍三药具疏、行、破之功，以求"木郁达之"之效；甘草调和诸药。

若咳加五味子、干姜辛开酸收，调节肺气；若悸加桂枝温阳化气；若小便不利加茯苓淡渗利水；若腹中痛加炮附子散寒止痛；若泄利下重加薤白通阳行滞。

【方剂功效】调畅气机，透达郁阳。

【适应证候】肝郁气滞证。"少阴病，四逆，其人或咳，或悸，或小便不利，或腹中痛，或泄利下重者，四逆散主之。"（318）

【临床应用】本方多用于治疗肝气犯胃、肝脾不调等证以及现代医学的肝胆脾胃等消化系疾病，如各种肝炎、胆囊炎、胰腺炎、胃炎、胃溃疡等。另外肝藏血，其经脉走少腹、绕阴器，肝经又与冲脉相连，因此许多妇科疾病与肝郁气滞有关。故本方亦常用于治疗妇科疾病，如月经不调、痛经、经前乳房胀痛、输卵管阻塞、慢性附件炎、慢性盆腔炎等。通过本方良好疏肝理气、缓急止痛作用。本方还治疗许多杂证，如血精症、不射精症、阳痿、阳缩、膈肌痉挛、冠心病、癔病性失语、血管神经性头痛等。以上病证凡属肝郁气滞或阳气郁闭所致者，以本方为主加减化裁，多可获较好疗效。

卷 六

厥 阴 方

乌梅丸

【歌括】　六两柏参桂附辛，黄连十六厥阴遵。

　　　　　　归椒四两梅三百，十两干姜记要真。

【白话解】乌梅丸方用黄柏、人参、桂枝、附子、细辛各六两，黄连十六两，治厥阴病要遵守此方。当归、蜀椒各四两，乌梅三百枚，干姜十两，要记正确。

【用量用法】乌梅丸方

乌梅三百枚　细辛六两　干姜十两　黄连十六两　附子六两（炮，去皮）　当归四两　黄柏六两　桂枝六两（去皮）　人参六两　蜀椒四两（出汗）

上十味，异捣筛，合治之。以苦酒渍乌梅一宿，去核，蒸之五斗米下，饭熟捣成泥，和药令相得，内臼中，与蜜，杵二千下，丸如梧桐子大。先食饮服十丸，日三服，稍加至二十丸。禁生冷、滑物、臭食等。

【方药分析】方中重用乌梅，且用苦酒浸泡，以酸制蛔，为方中主药。蜀椒、桂枝、干姜、附子、细辛，辛以制蛔，又可兼温下寒。黄连、黄柏，苦以驱蛔，又可兼清上热。当归、人参、白蜜、米粉，用以调补气血。如此清上热、温下寒、调气血、安蛔虫，厥逆自然得愈。本方后世奉为治蛔虫之祖方。

本方"又主久利"，提示切不可把乌梅丸视为治蛔专剂。久利为慢性长期泄利，凡慢性、反复发作性疾病，病机一般比较复杂，不但可出现气血双虚，且易致阴阳紊乱，寒热错杂。乌梅丸中，乌梅味酸，即滋补阴液，又酸敛固脱；热性药蜀椒、桂枝、干姜、附子、细辛，温阳散寒以止利；寒性药黄连、黄柏，清热厚肠以止利；当归、人参，气血双补，扶正祛邪。全方清、温、补、涩诸功俱全，且剂型为丸，尤善治慢性之疾，故为治疗久利之良方。

【方剂功效】清上温下，安蛔止厥。

【适应证候】①蛔厥证。

②慢性发作性下利。"伤寒，脉微而厥，至七八日肤冷，其人躁无暂安时者，此为藏厥，非蛔厥也。蛔厥者，其人当吐蛔，今病者静而复时烦者，此为藏寒，蛔上入其膈，故烦，须臾复止，得食而呕，又烦者，蛔闻食臭出，其人常自吐蛔。蛔厥者，乌梅丸主之。又主久利。"(338)

【临床应用】乌梅丸补肝体实肝用，适用于肝虚证的治疗。临症关键在于病属厥阴，阳气衰微，阴亦不足，机体功能活动低下。本方适用于本虚标实的慢性、虚损性疾病。症状表现上寒热并见，虚实夹杂。其病位多与肝经循行部位有关，如目睛、巅顶、胸胁、少腹、阴器等。清代柯韵伯首先提出"乌梅丸为厥阴主方，非只为蛔厥之剂也。"现已公认此方主治厥阴提纲证，为厥阴病主方。本方可化裁应用于：大肠局部湿热与全身的脾肾阳虚同时并见的慢性非特异性溃疡性结肠炎。肺肾阳气虚，饮邪上逆，内蕴化热所致的慢性支气管炎；肺源性心脏病属中医肺脾气虚，心肾阳衰，痰饮内阻，气血郁滞。本虚标实，寒热错杂者；自主神经紊乱证属阴阳失调、冲任虚弱、寒热错杂者；老年性前列腺肥大所致癃闭，证属湿热邪气未尽，阴阳错杂者；证属邪热犯目，中阳虚弱的角膜炎、角膜溃疡；脾肾阳虚，虚火上炎导致的化脓性中耳炎；癫狂痫证、癔病等精神神志病变；崩漏、带下、闭经、不孕症等妇科疾病；阳痿等男性病；心悸、眩晕、梅核气、糖尿病、慢性荨麻疹等多种疾病的治疗。

当归四逆汤、当归四逆加吴茱萸生姜汤

【歌括】　　　三两辛归桂芍行，枣须廿五脉重生。

　　　　　　　甘通二两能回厥，寒入吴萸姜酒烹。

【白话解】　当归四逆汤方由细辛、当归、桂枝、芍药各三两，大枣二十五枚，使脉气重生。甘草、通草各二两，使手足厥冷转温。具有温经、养血、通脉。兼有脏寒者于前方基础上加吴茱萸汤、生姜，水加清酒煎煮。

【用量用法】当归四逆汤方

　　当归三两　桂枝三两（去皮）　　芍药三两　细辛三两　甘草二两（炙）　通草二两　大枣二十五枚（擘，一法十二枚）

上七味，以水八升，煮取三升，去滓，温服一升，日三服。

当归四逆加吴茱萸生姜汤方

当归三两　芍药三两　甘草二两（炙）　通草二两　桂枝三两（去皮）　细辛三两　生姜半斤（切）　吴茱萸二升　大枣二十五枚（擘）

上九味，以水六升，清酒六升和，煮取五升，去滓。温分五服。（一方，水酒各四升）。

【方药分析】方中当归、芍药养血通络止痛。桂枝、细辛温经通阳散寒。甘草、大枣补益气血。通草通利血脉。若兼有肝胃脏腑之陈寒痼冷，当用当归四逆加吴茱萸生姜汤。方用当归四逆汤养血通脉，外散经脉之寒，再加吴茱萸、生姜内散肝胃之寒。用清酒煎药者，取酒性温通，又善行血，以助药力，更增通阳散寒之力。

【方剂功效】当归四逆汤：温通肝经，养血散寒。

当归四逆加吴茱萸生姜汤：养血通经，温散肝寒。

【适应证候】当归四逆汤：血虚寒凝厥证。"手足厥寒，脉细欲绝者，当归四逆汤主之。"（351）

当归四逆加吴茱萸生姜汤：血虚寒凝，脏有久寒。"若其人内有久寒者，宜当归四逆加吴茱萸生姜汤。"（352）

【临床应用】当归四逆汤证病机特点为血虚寒凝。辨证要点是手足厥寒，脉细欲绝。临床中还可兼见眩晕，颜面苍白，肢体疼痛、麻木、青紫等，属血虚寒凝经脉者。常用于治疗肢端紫绀症、肢端感觉异常症、血栓闭塞性脉管炎、旋前圆肌综合征、肩关节周围炎、颈椎病、头痛、坐骨神经痛、运动性癫痫、拘挛症、消化性溃疡、胃痉挛、痛经等。

当归四逆加吴茱萸生姜汤主要治疗营血不足，寒凝经脉的基础上，兼有沉寒痼疾，与肝、胃有关，在此基础上，临床医生扩大了该方的应用，如治疗胃痛、腹痛、腰痛、头痛、产后腹痛、四肢酸痛、腹股沟痛、痛经、闭经、月经后期、肢麻、阴吹、阴缩、乳病、遗尿、阴痿、阴囊肿大、早期雷诺氏病、脉管炎、高血脂、硬皮病、心功能不全、胃十二指肠溃疡、慢性胃炎等。

麻黄升麻汤

【歌括】　两半麻升一两归，六铢苓术芍冬依。

　　　　　　膏姜桂草同分两，十八铢分芩母葳。

【白话解】麻黄升麻汤方由麻黄、升麻各一两半，当归一两，茯苓、白术、芍药、麦冬六铢，石膏、干姜、桂枝、甘草也同样用六铢，黄芩、知母、葳蕤各十八铢组成。

【用量用法】麻黄升麻汤方

麻黄二两半（去节）　　升麻一两一分　　当归一两一分　　知母十八铢　　黄芩十八铢　　葳蕤十八铢（一作菖蒲）　　芍药六铢　　天门冬六铢（去心）　　桂枝六铢（去皮）　　茯苓六铢　　甘草六铢（炙）　　石膏六铢（碎，绵裹）　　白术六铢　　干姜六铢

上十四味，以水一斗，先煮麻黄一两沸，去上沫，内诸药，煮取三升，去滓。分温三服，相去如炊三斗米顷，令尽，汗出愈。

【方药分析】方中麻黄、升麻，发越郁阳。当归，温润补血。三药用量最重，故为主药。其他药用量极小，分作两组：一组清热滋阴，主治喉痹脓血，药用知母、黄芩、葳蕤、天冬、石膏、芍药；一组温阳补脾，主治泄利不止，药用茯苓、桂枝、白术、干姜、甘草。本方以汗出为获效指征。将三服药在短时间内服完，旨在使药力集中，作用持续而达到解除错杂之邪的目的。

【方剂功效】发越郁阳，清上温下，补阴运脾。

【适应证候】肺热脾寒证。"伤寒六七日，大下后，寸脉沉而迟，手足厥逆，下部脉不至，喉咽不利，唾脓血，泄利不止者，为难治，麻黄升麻汤主之。"（357）

【临床应用】麻黄升麻汤证的病机关键在于正虚邪陷阳郁，上焦因阳郁而火热伤阴，症见咽喉不利、吐脓血、寸脉沉涩；下焦因阳虚而阴寒内盛，症见下利不止、手足厥逆等。本证寒热错杂，上热下寒，肺热肠寒；虚实夹杂，气虚、阴虚、阳虚而有火热上炎，病机复杂。临床上，这些复杂症状较常见于自主神经功能紊乱、围绝经期综合征、肺结核、慢性肠炎、老年性口腔炎，以及热病后期等。据辨证论治的原则，上述疾病属阳气内郁、寒热错杂、虚实夹杂者，可试投本方。

干姜黄芩黄连人参汤

【歌括】　　芩连苦降藉姜开，济以人参绝妙哉。

四物平行各三两，诸凡拒格[1]此方该。

【注释】①拒格：抵抗，抵触。

【白话解】干姜黄芩黄连人参汤方中黄芩、黄连苦降，假借干姜辛开之力，辛开苦降相反相成。人参扶助正气，恢复中焦斡旋之力，更加绝妙。四味药物各用三两，中焦寒热格拒可以此方化裁治疗。

【用量用法】干姜黄芩黄连人参汤方

干姜　黄芩　黄连　人参各三两

上四味，以水六升，煮取二升，去滓，分温再服。

【方药分析】方中黄芩、黄连清胃热，以除呕吐；干姜温脾寒，以治下利；人参补虚扶正，又防芩连苦寒伤中。本方煎法为只煎一次，以取轻清之气，使药力分走上下，消除寒热格拒。

【方剂功效】寒温并用，健脾和胃。

【适应证候】寒热格拒，胃热脾寒证。"伤寒本自寒下，医复吐下之，寒格更逆吐下，若食入口即吐，干姜黄芩黄连人参汤主之。"（359）

【临床应用】本方苦降甘补，寒热并用。辨证要点是寒热格拒的症状：呕吐，食入即吐，胃脘痛；或灼热，口苦，口干，大便溏；或下利，或泻下不消化食物，四肢欠温，舌红；或舌淡而边尖红，苔黄或腻，脉数，或弦，或沉，或弱。可加减应用于治疗急慢性胃炎、慢性结肠炎、慢性胆囊炎、慢性肝炎、食道炎、妊娠恶阻等有上热下寒见证者。

白头翁汤

【歌括】　　三两黄连柏与秦，白头二两妙通神。

病缘热利时思水，下重难通此药珍。

【白话解】白头翁汤方用黄连、黄柏、秦皮各三两，白头翁二两，其方奥妙通神。主症表现为热痢、口渴欲饮、下痢后重，此方很重要。

【用量用法】白头翁汤方

白头翁二两　黄柏三两　黄连三两　秦皮三两

上四味，以水七升，煮取二升，去滓，温服一升。不愈，更服一升。

【方药分析】方中白头翁、秦皮均入肝经，入血分；二药相伍，既清热凉血，又解毒止痢；黄连、黄柏相伍，既清热燥湿，又坚阴止痢。

【方剂功效】清肝泄热、解毒止利。

【适应证候】厥阴热利。"热利下重者，白头翁汤主之。"(371)"下利，欲饮水者，以有热故也。白头翁汤主之。"(373)

【临床应用】白头翁汤证的辨证要点为下利便脓血，血色鲜艳，里急后重，肛门重坠，伴见渴欲饮水，舌红苔黄等热象；尚可兼见身热、口渴、小便短赤，脉滑数。其病机为肝经湿热下迫大肠，大肠传导失司。本方除治疗痢疾、肠炎外，凡与肝经湿热火毒相关疾病，均可酌情应用本方。还常用于治疗妇科带下病（肝经湿热下注）、乳痈（肝经布胁肋）、眼科暴发火眼（肝开窍于目）等，均有良效。

霍乱方

四逆加人参汤

【歌括】　四逆原方主救阳，加参一两救阴方。

利虽已止知亡血，须取中焦变化乡。

【白话解】四逆汤原方主回阳救逆，加人参一两可辅助救阴。主治霍乱下利止，此并非向愈而是阳虚阴竭无物可下。方中甘草、干姜、人参固护中州，补益生化之源。

【用量用法】四逆加人参汤方

甘草二两（炙）　　附子一枚（生，去皮，破八片）　　干姜一两半

人参一两

上四味，以水三升，煮取一升二合，去滓，分温再服。

【方药分析】方中四逆汤回阳救逆，加人参益气生津，为阴阳两救之方。后世之参附汤，当视为此方之简化方。

【方剂功效】回阳救逆，益气生津。

【适应证候】剧吐利后，亡阳脱液证。"恶寒脉微而复利，利止，亡血也，四逆加人参汤主之。"（385）

【临床应用】本方参附同用，温振阳气，大补气阴。凡病阳虚兼亡血津枯者，如大汗、大吐、大下或大失血之后，四肢厥冷、脉沉微，反见口干、烦躁、渴不引饮等阳损及阴，阴阳两伤之证，均可应用。临床可用此方治疗冠心病、心绞痛、心肌缺血、心肌梗死、肝昏迷及休克等病症。

理中丸

【歌括】　吐利腹疼用理中，丸汤分两各三同。

术姜参草刚柔济，服后还余啜粥功。

加减歌曰：脐上筑者白术忌，去术加桂四两治；吐多白术亦须除，再加生姜三两试；若还下多术仍留，输转之功君须

记；悸者心下水气凌，茯苓二两堪为使；渴欲饮水术多加，共投四两五钱饵；腹中痛者加人参，四两半分足前备；寒者方内加干姜，其数亦与加参类；腹满应将白术删，加附一枚无剩义；服如食顷热粥尝，戒勿贪凉衣被实。

【白话解】患者呕吐、下利、腹疼可用理中方，丸剂、汤剂都取四味药各三两。白术、干姜、人参、甘草刚柔相济，服后还需啜热粥，以助药力。

加减法：脐上筑筑跳动者为欲作奔豚之象，忌用性味升散的白术，去白术加入桂枝四两；吐多者也需去掉白术，再加生姜三两；若仍有下利而且较重，白术仍保留，因其具有健脾燥湿，输转中焦之功；心下悸由水气凌心所致，加茯苓二两；渴欲饮水者加白术至四两五钱；腹中痛者加人参至四两半；寒证明显者加干姜至之前人参的用量（即四两半）；腹满应将白术去掉，加附子一枚。服药后大约一顿饭的时间喝热粥。注意不要贪凉而去衣被。

【用量用法】理中丸方

人参　干姜　甘草（炙）　　　白术各三两

理中丸为一方二法，病情缓而需久服者用丸剂，病情急者用汤剂。服药方法如下：①制丸法。"上四味，捣筛，蜜和为丸，如鸡子黄许大。"

②服丸法。"以沸汤数合，和一丸，研碎，温服之，日三四，夜二服。腹中未热，益至三四丸，然不及汤。"

③制汤、服汤法。"以四物依两数切，用水八升，煮取三升，去滓，温服一升，日三服。"

④随症加减。"若脐上筑者，肾气动也，去术，加桂四两；吐多者，去术，加生姜三两；下多者，还用术；悸者，加茯苓二两；渴欲得水者，加术，足前成四两半；腹中痛者，加人参，足前成四两半；寒者，加干姜，足前成四两半；腹满者，去术，加附子一枚。服汤后如食顷，饮热粥一升许，微自温，勿发揭衣被。"

【方药分析】理中丸用人参、炙甘草健脾益气，干姜温中散寒，白术健脾燥湿。脾阳得运，寒湿可去，则中州升降调和而吐利自止。

随证加减法：脐上悸动者，是肾虚水气上冲之象，方中去白术之壅补，加桂枝以温肾降冲，通阳化气。吐多者，是胃寒饮停而气逆，故去白术之补土壅塞，加生姜以温胃化饮，下气止呕。下利严重者，是脾气下陷，脾阳失运，故还需用白术健脾燥湿以止利。心下悸者，是水邪凌心，可加茯苓淡渗利水，宁心安神。渴欲饮水者，乃脾不散精，水津不布，宜重用白术健脾益气，以运水化津。腹中痛者，是中气虚弱，故重用人参至四两半。里寒甚，表现为腹中冷痛者，重用干姜温中祛寒。腹满者，因寒凝气滞，故去白术之壅塞，加附子以辛温通阳，散寒除满。

【方剂功效】温中散寒，健脾燥湿。

【适应证候】中焦虚寒证。"霍乱，头痛发热，身疼痛，热多欲饮水者，五苓散主之；寒多不用水者，理中丸主之。"（386）"大病差后，喜唾，久不了了，胸上有寒，当以丸药温之，宜理中丸。"（396）

【临床应用】理中丸（汤）是一首温补方剂。适用于中焦虚寒之证，为治中焦虚寒的代表方。临床运用以纳呆便溏，脘腹冷痛，畏寒肢冷，舌淡苔白，脉沉细或迟缓为使用要点。仲景尚用本方治疗病后喜唾涎沫者。《金匮要略》中指出人参汤（即理中汤）可治疗胸痹证。后世多以本方治疗噎膈、痢疾、泄泻、疟病、喘证、胸痹等病证，病人年老体弱或病久而见中焦虚寒之象者。

通脉四逆加猪胆汁汤

【歌括】　生附一枚三两姜，炙甘二两玉函方。

　　　　　脉微内竭资真汁，猪胆还加四合襄①。

【注释】①襄：助理，辅佐。

【白话解】通脉四逆加猪胆汁汤方用生附子一枚，干姜三两，炙甘草二两，药量遵从《金匮玉函方》。脉微示阳虚，又兼阴液内竭，以此方资真阴益津液，还需在通脉四逆汤基础上加入猪胆汁四合辅助。

【用量用法】通脉四逆加猪胆汁汤方

甘草二两（炙）　　　干姜三两（强人可四两）　　　附子大者一枚（生，去皮，破八片）　　猪胆汁半合

上四味，以水三升，煮取一升二合，去滓，内猪胆汁。分温再服，其脉即来。无猪胆，以羊胆代之。

【方药分析】通脉四逆汤破阴回阳救逆，但其辛热太甚，对于汗出而厥、脉微欲绝的阴寒重证，恐其格拒不受，故加苦寒的猪胆汁。一者直补阴液以救阴竭，二者引阳入阴以为

169

反佐。

【方剂功效】破阴回阳，救助阴液。

【适应证候】霍乱阳亡阴竭证。"吐已下断，汗出而厥，四肢拘急不解，脉微欲绝者，通脉四逆加猪胆汁汤主之。"（390）

【临床应用】本方适用于亡阳竭阴之危重证。症见剧吐剧利之后，吐已下断，汗出而厥，或拘急不解，脉微欲绝，兼见转筋、眼窝凹陷、肌肉枯削、干呕等。现代研究证实本方具有强心、升高血压、抗休克作用。可治疗霍乱、急性胃肠炎、食物中毒等疾患所导致的脱水、循环衰竭等。

阴阳易差后劳复方

烧裈散

【歌括】　近阴裆裤剪来烧，研末还须用水调。

同气相求疗二易，长沙无法不翘翘①。

【注释】①翘翘：出群貌。

【白话解】烧裈散为剪取裤裆近阴处烧取灰，研末后用水调服。以浊治浊，导邪外出治疗阴阳易。仲景的方法没有不出众的。

【用量用法】烧裈散方

妇人中裈，近隐处，取烧作灰。

上一味，水服方寸匕，日三服，小便即利，阴头微肿，此为愈矣。妇人病取男子裈烧服。

【方药分析】 中裈，即内裤。裤裆近阴处，得浊阴之气最多，烧灰服用取其通散，以类相从，导邪下出。服后小便利则愈，并有阴头微肿，乃毒邪从阴窍排出之故。

【方剂功效】 导邪外出。

【适应证候】 阴阳易。"伤寒阴阳易之为病，其人身体重，少气，少腹里急，或引阴中拘挛，热上冲胸，头重不欲举，眼中生花，膝胫拘急者，烧裈散主之。"（392）

【临床应用】 此方临床少用，有医家直称此方为《伤寒论》中的糟粕。有医家提出其临床表现有三个特点：一是头抬不起来，即"头重不欲举"，这是很突出的一个表现；二是"少腹拘急"抽搐且引阴中拘挛；三是全身乏力、倦怠少气，可供参考。

枳实栀子豉汤

【歌括】　　一升香豉枳三枚，十四山栀复病该。

　　　　　　浆水法煎微取汗，食停还藉大黄开。

【白话解】 枳实栀子豉汤方用香豉一升，枳实三枚，栀子十四枚，主治大病愈后劳复。以清浆水煎煮药后取微汗，兼有食积者需加入大黄，荡涤肠胃，开郁散结。

【用量用法】 枳实栀子豉汤方

枳实三枚（炙）　　栀子十四个（擘）　　香豉一升（绵裹）

上三味，以清浆水七升，空煮取四升，内枳实、栀子，煮取二升，下豉，更煮五六沸，去滓，温分再服，覆令微似汗。

若有宿食者，内大黄如博棋子大五六枚，服之愈。

【方药分析】方中枳实宽中行气，栀子清热除烦，豆豉宣透邪气。用清浆水煎药，取其性凉善走，调中开胃以助消化。若兼有宿食停滞，脘腹疼痛，大便不通者，可加大黄以荡涤肠胃，下其滞结。

【方剂功效】清热除烦，宽中行气。

【适应证候】大病新差劳复。"大病差后，劳复者，枳实栀子豉汤主之。"（393）

【临床应用】本方主治热扰胸腹或阳明胃热之证而兼有气滞者。症见胸腹灼热而痞满，或胀痛，心烦懊恼，发热口渴，舌红苔黄，脉数。《金匮要略》的栀子大黄汤为本方加大黄而成，用治酒黄疸，身热发黄、心中懊恼，或热痛、不能食、时欲吐等。本方主要用于热病后劳复或食复证，现代临床可用于治疗急慢性胃炎、慢性肝炎、慢性胰腺炎、肋间神经痛等病症。

牡蛎泽泻散

【歌括】　　病瘥腰下水偏停，泽泻楼根蜀漆葶。

　　　　　　牡蛎商陆同海藻，捣称等分饮调灵。

【白话解】牡蛎泽泻散主治大病愈后，腰以下水肿者。方用泽泻、栝楼根、蜀漆、葶苈子、牡蛎、商陆、海藻七味药，取等量捣碎，制成散剂后，分次调服，效果灵验。

【用量用法】牡蛎泽泻散方

牡蛎（熬）　泽泻　蜀漆（暖水洗，去腥）　葶苈子（熬）

商陆根（熬）　　海藻（洗，去咸）　　栝楼根各等分

上七味，异捣，下筛为散，更于臼中治之。白饮和服方寸七，日三服。小便利，止后服。

【方药分析】方中牡蛎、海藻软坚散结，化痰行水；葶苈子泻肺逐水，通调水道；泽泻渗湿利水；蜀漆、商陆根清热逐水消肿；栝楼根清热化痰消肿。诸药合用，软坚散结，利湿消肿，清热逐水。湿热壅结于下焦者尤为适用。方后注云："小便利，止后服"，乃因本方逐水之力峻猛，恐过服有伤正气，故中病即止。

【方剂功效】清热化湿，逐水消肿。

【适应证候】湿热下注，腰以下肿。"大病差后，从腰以下有水气者，牡蛎泽泻散主之。"（395）

【临床应用】本方主治病证的病机重点在于湿热壅滞，若壅滞于膀胱则欲小便而不得，若水气外溢则四肢水肿下肢为甚。症见全身浮肿，腰以下肿甚，小便不利，大便秘结，腹部胀满，脉沉等。本方虽以祛邪为主，但方中牡蛎、泽泻、栝楼根尚有益阴补肾的作用，故对于臌胀（肝硬化腹水）、喘胀、膏淋（慢性肾炎蛋白尿）等慢性病尤为适宜。

竹叶石膏汤

【歌括】　　三参①二草一斤膏，病后虚羸呕逆叨②。

　　　　　　粳夏半升叶二把，麦门还配一升熬。

【注释】①三参：此为《金匮玉函经》用量，宋本《伤寒论》为二两。

②叨：同"饕"，贪。此指喜饮。

【白话解】竹叶石膏汤方用人参三两，甘草二两，石膏一斤，粳米、半夏各半升，竹叶二把，麦冬一升。主治大病后病人虚羸少气，呕逆口干喜饮者。

【用量用法】竹叶石膏汤方

竹叶二把　　石膏一斤　半夏半升（洗）　　麦门冬一升（去心）
人参二两　甘草二两（炙）　粳米半升

上七味，以水一斗，煮取六升，去滓，内粳米，煮米熟，汤成去米。温服一升，日三服。

【方药分析】方中石膏清透余热，竹叶清心导热；人参、麦冬益气生津，半夏降逆止呕，又能疏补药之滞；甘草、粳米和中养胃。麦冬配半夏，润燥同用，为本方的配伍特点。

【方剂功效】清热和胃，益气生津。

【适应证候】大病之后，气液两伤，余热未清。"伤寒解后，虚羸少气，气逆欲吐，竹叶石膏汤主之。"（397）

【临床应用】本方为清虚热，益气津的代表方剂。可用于各种发热性疾病恢复期，大邪已去，气津被伤者；亦可治疗热病急性期证属气阴两伤者。如病毒性心肌炎、肺炎、流行性感冒、麻疹等病证。症见久热不退，神倦心烦、不思饮食、恶心欲吐；或咽干唇燥、烦热口渴；或咽痛、咳嗽、口舌糜烂；或消渴善饥等。舌红少苔，脉细数或数而无力。

附录一 《伤寒论》计量单位的几点说明

《伤寒论》属汉代医著，关于其中的药物剂量，历代医家及学者进行过不少研究和论述，中国历朝历代的度量衡本来不一，所以说法颇多。现就基本认可的药物剂量的有关问题作一说明，仅供参考。

1. 衡重单位：根据文献记载及出土文物考据，汉 1 两 ≈ 15 克。另据《汉书·律历志》记载："二十四铢为两，十六两为斤。"

2. 容量单位：10 合 = 1 升，10 升 = 1 斗。汉 1 升 ≈ 200 毫升。

3. 长度单位：汉 1 尺 ≈ 23 厘米，1 尺 = 10 寸。方寸匕，为边长 1 寸的正方形称量工具，1 方寸匕草木类药物约为 5 克。关于钱匕，有多种说法。现一般认为 1 钱匕约合 0.5 ~ 1.5 克。

4. 个数或体积：柯雪帆根据上海中医药大学中药标本室所藏《伤寒论》中用药，实测得出的结果是：附子中等者 1 枚 10 ~ 15 克，附子大者 1 枚 20 ~ 30 克，杏仁 50 枚 15 克，桃仁 50 枚 15 克，栝楼实（今称瓜蒌）中等者 1 枚 60 ~ 80 克，栀子 14 个 7 克，乌梅 300 枚 680 克，石膏鸡子大 56 克，芒硝半升 62 克，半夏半升 42 克，五味子半升 38 克，香豉半升 48 克，麻仁半升 53 克，吴茱萸 1 升 70 克，葶苈子半升 62 克，麦门冬半升 45 克，赤小豆 1 升 156 克，虻虫 30 个 10 克，水蛭（大小相差很大）30 个约为 40 克。

经方药味精简，单味药药量明显大于现在习惯用量。临床不能机械套用《伤寒论》原方原量，要吃透经方药量的精髓，做到临床辨证用药，适当用量。

附录二 方剂索引